# COMPTE RENDU STATISTIQUE

DE LA

## CONSTRUCTION ET DE L'EXPLOITATION

DU CHEMIN DE FER D'INTÉRÊT LOCAL

# D'AVRICOURT A BLAMONT ET A CIREY

DANS LE DÉPARTEMENT DE MEURTHE-ET-MOSELLE

PAR

# H. VARROY ET J. BAUER

INGÉNIEURS DES PONTS ET CHAUSSÉES.

PARIS

DUNOD, ÉDITEUR

LIBRAIRE DES CORPS DES PONTS ET CHAUSSÉES ET DES MINES

QUAI DES AUGUSTINS, N° 49.

—

NANCY

IMPRIMERIE N. RÉAU. — LITHOGRAPHIE-AUTOGRAPHIE E. MUNIER.

1874.

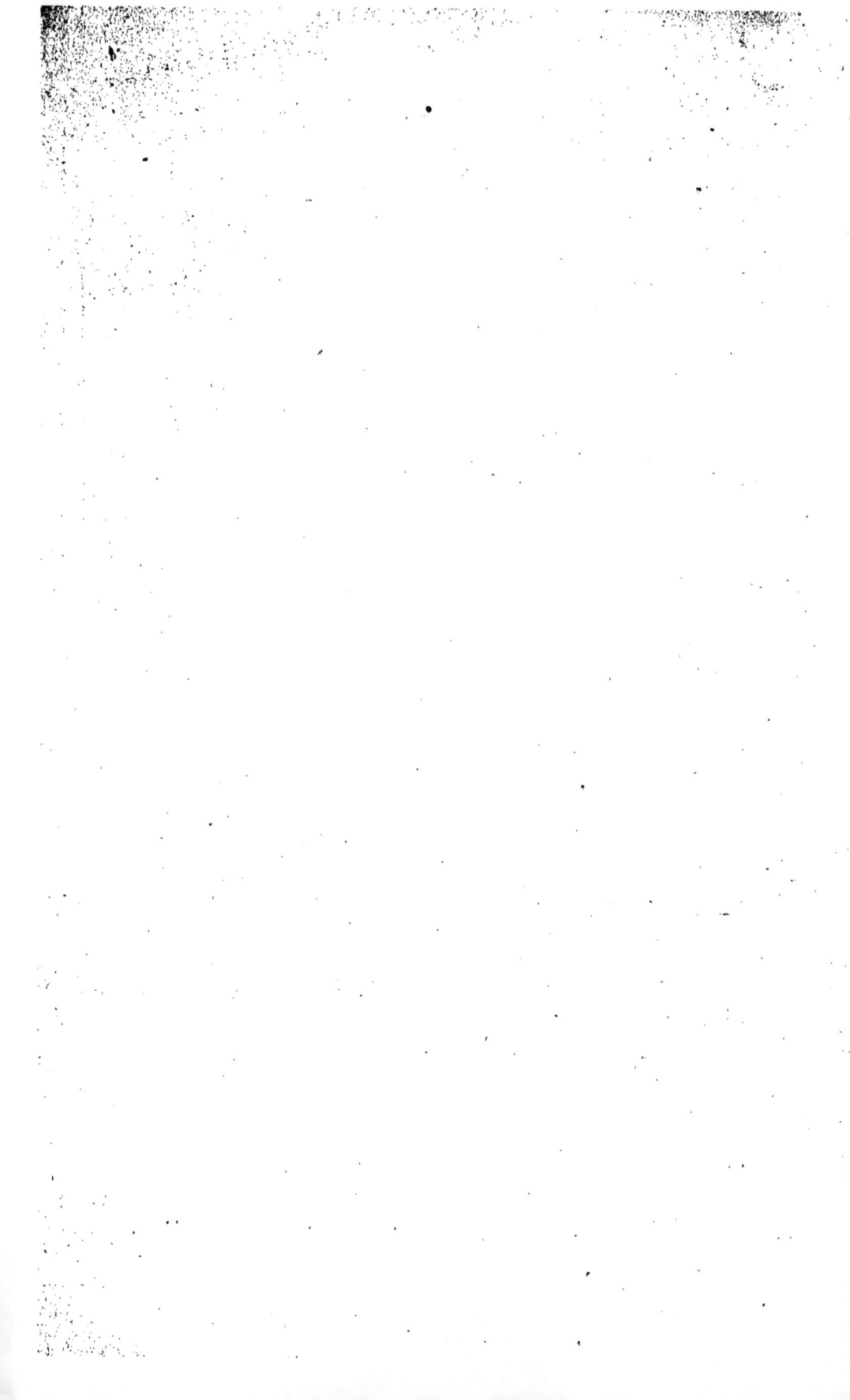

# COMPTE RENDU STATISTIQUE

DE LA

## CONSTRUCTION ET DE L'EXPLOITATION

DU CHEMIN DE FER D'INTÉRÊT LOCAL

# D'AVRICOURT A BLAMONT ET A CIREY

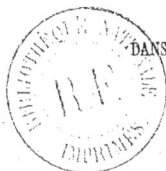

DANS LE DÉPARTEMENT DE MEURTHE-ET-MOSELLE

PAR

## H. VARROY ET J. BAUER

INGÉNIEURS DES PONTS ET CHAUSSÉES.

PARIS

DUNOD, ÉDITEUR

LIBRAIRE DES CORPS DES PONTS ET CHAUSSÉES ET DES MINES

QUAI DES AUGUSTINS, N° 49.

—

NANCY

IMPRIMERIE B. RÉAU — LITHOGRAPHIE-AUTOGRAPHIE E. MUNIER.

1874.

©

# PRÉFACE.

Le chemin de fer d'intérêt local d'Avricourt à Blâmont et à Cirey, situé dans le Département de Meurthe-et-Moselle, a été concédé par le Conseil général de la Meurthe, dans sa séance du 7 septembre 1867, à une Société *locale* formée sous la dénomination de *Compagnie du chemin de fer d'Avricourt à Blâmont et à Cirey*. Il a été déclaré d'utilité publique par décret du 26 juillet 1868 : les travaux, commencés au mois de septembre 1868, ont été exécutés par les Ingénieurs soussignés, et la ligne a été ouverte à l'exploitation le 26 avril 1870.

Le chemin de fer d'Avricourt à Blâmont et à Cirey est une œuvre d'une importance fort modeste; mais il mérite peut-être d'être cité parmi les premiers chemins de fer d'intérêt local, établis strictement suivant les principes posés par la loi du 12 juillet 1865 et dans des conditions techniques qui ont su, malgré les difficultés du terrain, concilier l'économie de la dépense de premier établissement avec les exigences d'une exploitation satisfaisante et bien appropriée à la nature et à l'importance du trafic.

Les renseignements que plusieurs de nos camarades nous ont demandés au sujet de cette ligne et l'intérêt spécial qui semble s'y attacher, nous ont engagés à publier le compte rendu ci-après, pour la disposition duquel nous avons à peu près suivi la forme très-commode adoptée par M. Nordling, ancien Ingénieur en chef du réseau central de la Compagnie d'Orléans, dans son compte rendu statistique de la construction du chemin de fer de Murat à Vic-sur-Cère.

Nous donnons, en outre, à la suite de notre travail, quelques indications intéressantes sur les premiers résultats de l'exploitation de la ligne de Cirey, et nous établissons, à l'aide de ces résultats, que, contrairement à une opinion qui a été parfois exprimée, il n'est pas impossible, même dans des conditions qui n'ont rien d'exceptionnel, d'établir des chemins de fer d'intérêt local donnant à leurs actionnaires des produits satisfaisants, sans parler de l'heureuse influence qu'ils exercent sur le développement de la richesse publique dans la région traversée.

Des subventions suffisantes et justifiées par les avantages que la contrée en retire, une administration sage et économique telle que les Compagnies composées d'habitants du pays en donneront souvent l'exemple, des conditions de construction modestes et appropriées à un faible trafic, une certaine rapidité dans l'exécution des travaux et par suite une grande diminution des frais généraux, la possibilité d'application de tarifs relativement élevés, nous paraissent devoir être des éléments de succès qui peuvent se rencontrer plus souvent que ne le prétendent les adversaires des chemins de fer d'intérêt local : il est bien entendu que nous ne parlons ici que des chemins de fer présentant réellement le caractère d'intérêt local tel que l'avait conçu la loi du 12 juillet 1865.

Nous ajouterons que, pour la ligne d'Avricourt à Cirey, les projets ont été rédigés et que les travaux ont été exécutés suivant les règles adoptées par les Services des Ponts et Chaussées.

Nancy, le 30 juin 1874.

H. VARROY. — J. BAUER.

# TABLE DES MATIÈRES.

Col de Croix-Marie.

Foulcrey.

Cirey.

Stations
à
Haltes.

Avricourt.

Chemin de la Croix.

Gogney.

Blâmont.

Frémonville.

Échelles.

Plan de comparaison à 250ᵐ au-dessus du niveau de la mer.

Altitudes
des rails.

Distances.

Déclivités.

Kilomètres  0   1   2   3   4   5   6   7   8   9   10   11   12   13   14   15   16   17   18

Avricourt

Aspach

Foulcrey

Richeval

Haboudange

Niderhoff

Igney

Gogney

Francoville

Bertrambois

Autrepierre

Repaix

Frémonville

Blâmont

BLAMONT

CIREY

Verdenal

Barbas

Harbouey

Petitmont

Val-de-Bon-Moutier

Châtillon

Munier, Lith. Nancy.

A. Barbier, Aut. Nancy.

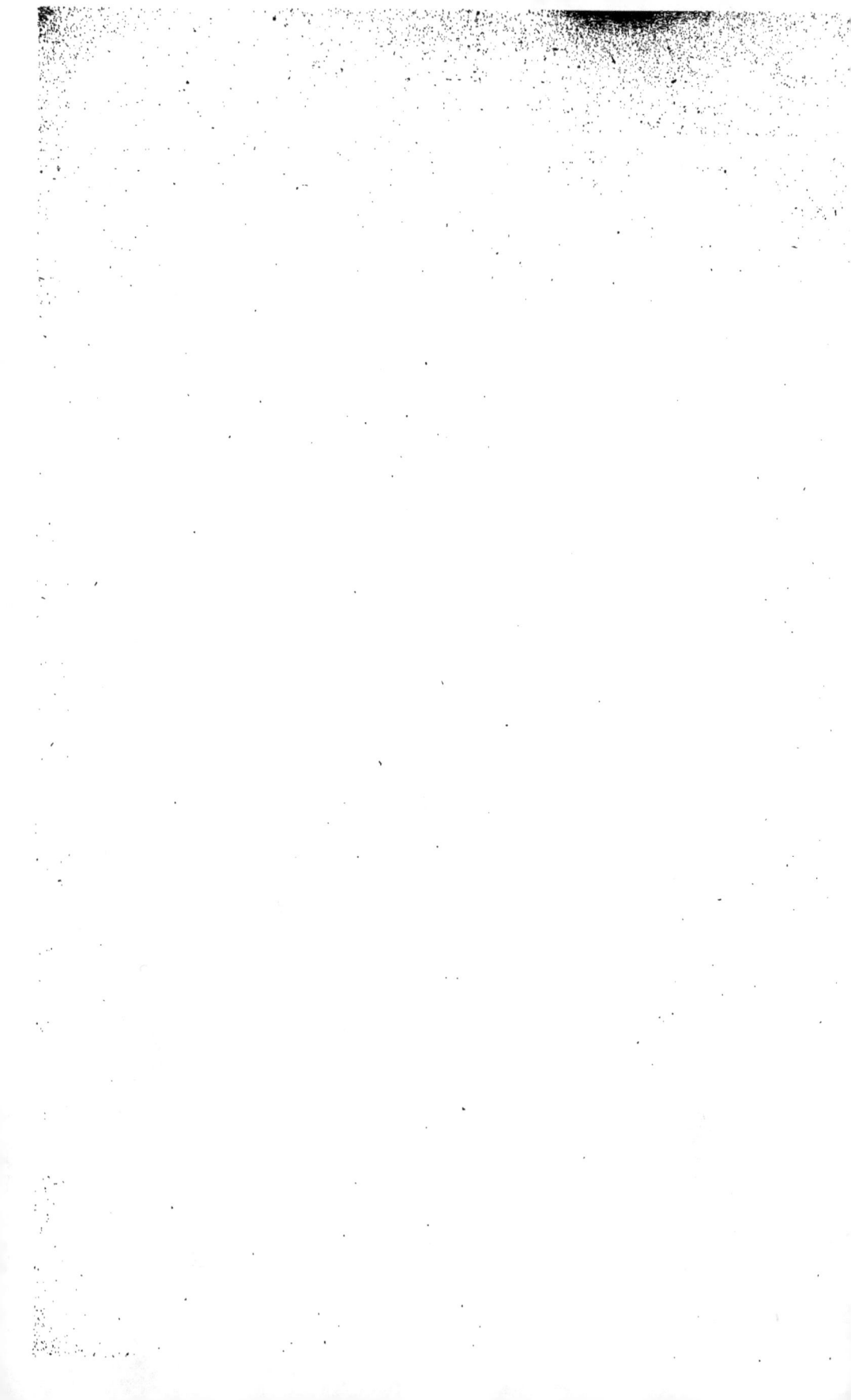

# CHAPITRE I.

## CONCESSION ET RÉSULTATS GÉNÉRAUX.

**Études.** — Les études de l'avant-projet du chemin de fer d'intérêt local d'Avricourt à Blâmont et à Cirey ont été faites en 1866 par M. Varroy, Ingénieur des ponts et chaussées, sous la direction de M. l'Ingénieur en chef Guibal.

**Concession.** — La ligne a été classée par le Conseil Général de la Meurthe le 7 septembre 1867 et concédée, suivant traité du 26 octobre 1867 approuvé par délibération du Conseil Général en date du 21 janvier 1868 (1), à une Société locale qui s'était formée au capital de 600000 francs, sous la dénomination de Compagnie du chemin de fer d'Avricourt à Blâmont et à Cirey.

La Société s'était constituée par acte du 1er octobre 1867 ; le conseil d'administration a été composé et est encore composé aujourd'hui de sept membres, savoir : MM. Eugène Chevandier de Valdrôme, Administrateur de la Compagnie des Glaces de Saint-Gobain et Cirey, président ; Mathis de Grandseille, maire et industriel à Blâmont, vice-président ; Duchamp, propriétaire à Blâmont ; Collesson, ancien notaire et propriétaire à Gogney ; de Klopstein, propriétaire et maire au Val ; Mena, ancien notaire et maire à Cirey ; Lagrange, directeur de la manufacture de glaces de Cirey. Le siège de la Société a été établi à Blâmont.

**Date de l'ouverture.** — Les travaux ont été déclarés d'utilité publique par décret impérial du 26 juillet 1868 et devaient être terminés dans un délai de 3 ans. Ils ont pu être commencés le 15 septembre de la même année, les projets définitifs ayant été préparés d'avance.

La ligne a été reçue le 6 avril 1870, c'est-à-dire *19 mois* après le commencement des travaux, par une Commission composée de MM. Coumes et Thoyot, Inspecteurs Généraux des ponts et chaussées, et Dilschneider, Ingénieur en chef du département.

Elle a été ouverte à l'exploitation le 26 avril 1870, c'est-à-dire *15 mois* avant l'expiration du délai prescrit.

Cette exploitation se fait à prix coûtant, par la Compagnie des chemins de fer de l'Est, en vertu d'un traité du 6 avril 1868 passé avec la Société locale et ainsi conçu :

Art. 1er. — Le chemin de fer projeté se détachera de la ligne de l'Est, à l'Ouest de la gare d'Avricourt, en se raccordant sur les voies affectées dans cette gare au service des marchandises ; il traversera la cour de la gare

---

(1) Le Conseil Général de la Meurthe, par la même délibération, a approuvé les traités de concession de trois autres lignes de Nancy à Château-Salins et à Vic, de Nancy à Vézelise et de Sarrebourg à Fénétrange et au Bas-Rhin. L'ensemble des quatre lignes formait un premier réseau départemental de 112 kilomètres, dont la construction était ou achevée ou très-avancée au moment de la déclaration de guerre. La mutilation du département a fait passer sous la domination de l'Allemagne 52 kilomètres de ce réseau aujourd'hui entièrement en exploitation.

des voyageurs et longera les voies principales de l'Est, par une voie spéciale jusqu'au sortir de la tranchée comprise entre les points kilométriques 409/650 et 410/000, tranchée qui serait élargie au besoin, le tout conformément au plan joint aux présentes.

Il ne sera payé par la Compagnie de Cirey à la Compagnie de l'Est aucune redevance pour l'occupation, pendant la durée de la concession restant à courir pour cette dernière Compagnie, des terrains sur lesquels seront placées les voies et installations appartenant à la Compagnie de Cirey ; mais toutes les dépenses à faire pour la construction de ces voies et installations seront supportées par la Compagnie de Cirey.

A partir d'Avricourt, le chemin de fer projeté se dirigera vers Blâmont et Cirey, conformément au tracé approuvé par le Conseil Général de la Meurthe. Le tracé ne présentera pas de pente supérieure à 0m,018 par mètre, ni de courbe dont le rayon soit inférieur à 250 mètres.

Exceptionnellement une courbe de 150 mètres de rayon sera tracée à la sortie de la gare de Blâmont en se dirigeant vers Cirey ; mais, dans le développement de cette courbe, le chemin de fer sera maintenu en palier et il ne comprendra aucune aiguille de changement de voie.

Art. 2. — La Compagnie de l'Est organisera un service d'exploitation dans les conditions qui seront ultérieurement arrêtées entre elle et la Compagnie de Cirey, selon les besoins du trafic et les exigences résultant du tracé de la ligne de Cirey, et conformément au cahier des charges qui régit cette ligne.

La Compagnie de l'Est sera chargée de toutes les dépenses d'entretien courant, des grosses réparations, des terrassements, ouvrages d'art et bâtiments, ainsi que des dépenses d'entretien et de celles de réfection des voies.

Art. 3. — La Compagnie de Cirey fournira les machines locomotives accompagnées de leurs tenders, les voitures à voyageurs et fourgons à freins, nécessaires à l'exploitation de sa ligne.

Dans le cas où ces voitures ne seraient pas en nombre suffisant, la Compagnie de l'Est livrera, aux conditions ci-après stipulées, le supplément de voitures et de fourgons que réclamera le service.

En cas de besoin, la Compagnie de l'Est prêtera aussi des locomotives de secours à la Compagnie de Cirey, à la condition, bien entendu, que la voie sera en état de supporter ces machines.

Art. 4. — La Compagnie de Cirey établira à Cirey une prise d'eau pour l'alimentation des machines, un réservoir et un puits de secours dans un point intermédiaire, s'il est jugé nécessaire.

Art. 5. — Les plans des gares de Cirey et de Blâmont seront dressés de concert par les Ingénieurs des deux Compagnies.

Art. 6. — La Compagnie de l'Est voulant rester étrangère aux chances de l'entreprise de la Compagnie du chemin de fer d'Avricourt à Cirey, ne prétendre à aucun bénéfice, ni encourir aucune perte, mais tenant à s'assurer le remboursement intégral de ses dépenses, il sera à cet effet ouvert, sur ses livres, à la ligne de Cirey, un compte d'exploitation, d'entretien, de réparations de toute sorte et de fourniture du matériel roulant.

Les dépenses de toute nature, spécialement afférentes à la ligne de Cirey, seront portées au débit de ce compte.

Ces dépenses n'ayant pu être déterminées au préalable et résumées sous forme d'un tarif d'exploitation, il est entendu que la Compagnie de l'Est les comptera de manière à rentrer uniquement dans ses déboursés, en s'interdisant tout bénéfice.

On entend par déboursés, non-seulement les sommes réellement payées pour l'exploitation : salaires, matières et frais généraux, mais encore les redevances ci-après stipulées pour la fourniture éventuelle ou permanente, par la Compagnie de l'Est, du matériel roulant.

Art. 7. — Si la Compagnie de l'Est a à prêter à la Compagnie de Cirey des machines de secours, l'emploi de chaque machine donnera lieu à une redevance de 0f,30c par kilomètre, représentant l'intérêt et l'amortissement du capital consacré à la construction de cette machine.

Les frais de conduite et d'entretien et les dépenses de ces machines seront comptés comme les frais de conduite et les dépenses des machines appartenant à la Compagnie de Cirey.

Art. 8. La Compagnie de l'Est fera faire, dans ses ateliers, l'entretien et les réparations des machines, tenders et voitures appartenant à la Compagnie de Cirey ; les dépenses faites pour cet objet, comprenant leur part de frais généraux des ateliers, seront portées au débit du compte « exploitation » de la ligne de Cirey.

Art. 9. — Seront également portées au débit du même compte les redevances ci-après :

0f,04c par kilomètre, pour chaque voiture à voyageurs envoyée sur la ligne de Cirey ;

0f,02c par kilomètre, pour chaque wagon à marchandises français ;

0f,025 à 0f,03c par kilomètre pour chaque wagon à marchandises étranger (la Compagnie de l'Est ne demandant que le montant des redevances qu'elle paie elle-même.)

Les parcours de ces véhicules seront comptés tant à plein qu'à vide.

Tout wagon envoyé par la Compagnie de l'Est sur la ligne de Cirey, devra être restitué dans un délai de 48 heures, y compris le temps du voyage aller et retour.

Ce délai sera réduit à 24 heures pour les wagons qui n'appartiendraient pas à la Compagnie de l'Est.

Ces délais seront augmentés de 24 heures si le wagon est rendu chargé.

Ces délais courront à partir de l'heure de départ du premier train qui emportera les wagons livrés à la Compagnie de Cirey.

Tout séjour des wagons au delà des délais indiqués ci-dessus donnera lieu à une perception de 3$^f$,00 par fraction indivisible de 24 heures.

ART. 10. — Le montant des dépenses mentionnées aux articles précédents sera prélevé par la Compagnie de l'Est sur les recettes centralisées à cet effet dans sa caisse.

La différence entre ces recettes et ces dépenses donnera lieu à une bonification d'intérêts dont la Compagnie de l'Est tiendra compte à la Compagnie de Cirey, au taux moyen annuel du placement de ses fonds disponibles.

En cas d'insuffisance de recettes pour couvrir le montant du compte des frais d'exploitation, d'entretien et de redevance du matériel roulant, la Compagnie de l'Est sera couverte de cette insuffisance par la Compagnie de Cirey, dans le mois qui suivra la liquidation de chaque exercice.

ART. 11. — La Compagnie de l'Est portera au crédit du compte d'exploitation et d'entretien du chemin de fer de Cirey la totalité des recettes effectuées sur tout le parcours d'Avricourt à Cirey, sans y comprendre, dans aucun cas, celles relatives à la manutention des marchandises dans la gare d'Avricourt, ni les autres recettes accessoires de cette gare, lesquelles appartiendront en propre à la Compagnie de l'Est, qu'elles soient afférentes au parcours fait sur le chemin de l'Est ou au parcours effectué sur le chemin de Cirey.

Moyennant la perception de ces frais accessoires, la Compagnie de l'Est ne portera au compte « exploitation » de la ligne de Cirey aucune dépense pour le personnel de l'exploitation, les frais de chauffage et d'éclairage de la gare d'Avricourt.

ART. 12. — La Compagnie de Cirey déclare, à l'égard de la constatation du chiffre des recettes effectuées, s'en rapporter entièrement aux écritures tenues par la Compagnie de l'Est conformément aux prescriptions de l'Administration Supérieure, écritures dont la Compagnie de Cirey pourra faire prendre connaissance par ses représentants.

ART. 13. — La Compagnie de l'Est fera, tous les six mois, le règlement provisoire des recettes et des dépenses et mettra le solde de ce règlement à la disposition de la Compagnie de Cirey qui pourra soit retirer les fonds disponibles, soit les laisser dans la caisse de la Compagnie, au taux mentionné en l'article 10.

Mais c'est seulement après l'apurement des comptes de chaque exercice que la Compagnie arrêtera le solde définitif, soit de la recette nette qu'elle aura à verser à la Compagnie de Cirey, soit du déficit qu'elle aura à lui réclamer.

ART. 14. — Les dépenses d'entretien courant devront se borner au strict nécessaire. Les dépenses pour les modifications et les agrandissements, que le développement du trafic nécessiterait dans les installations des gares et stations de la ligne, ne pourront être entreprises qu'autant que l'utilité en aura été reconnue par les délégués de la Compagnie concessionnaire. Il est entendu, d'ailleurs, que ces modifications et agrandissements resteront entièrement à la charge de la Compagnie de Cirey.

ART. 15. — Le présent traité prendra date à partir du jour où l'exploitation aura commencé, et expirera le 31 décembre de la 6$^e$ année.

ART. 16. — Les contestations qui pourraient survenir entre les parties contractantes, pour l'exécution des clauses du présent traité, seront jugées par trois arbitres qui jugeront ensemble et au même titre comme amiables compositeurs, souverainement et sans appel ni réserve.

Les parties s'entendront pour la nomination de ces arbitres, et, en cas de contestation, ils seront nommés par le Tribunal de Commerce de la Seine.

ART. 17. — La présente convention ne sera valable qu'après avoir reçu l'approbation de M. le Ministre des Travaux Publics, et des actionnaires des deux Compagnies de l'Est et de Cirey.

**Longueur de la ligne.** — La longueur de la ligne d'Avricourt à Blâmont et à Cirey, comptée depuis l'axe du bâtiment des voyageurs de la gare d'Avricourt, sur le chemin de fer de Paris à Strasbourg, est de. . . . . . . . . . . . . . . . . . . . . . . . . . . . 18$^k$074$^m$,50

**Dépense.** — La dépense faite pour la construction de la ligne s'établit ainsi qu'il suit :

Dépenses inscrites au livre de comptabilité de l'Ingénieur Directeur des travaux, y compris celles du personnel, les frais généraux et le matériel roulant. . . . . . . . . . . . . . . 1 404 216$^f$,34$^c$

Dépenses de l'Administration Centrale, telles que comptes d'intérêts, frais d'inauguration, etc. . . . . . . . . . . . . . . . . . . . . . . . . . . . . . . . . 28 000 00

A reporter. . . . . . . . . . . . . . . . 1 432 216$^f$,34$^c$

Report. . . . . . . . . . . . . . . . . . . . . 1 432 216ᶠ,34ᶜ

Dépenses de parachèvement, faites en 1870-1871, à imputer sur le compte de premier établissement. . . . . . . . . . . . . . . . . . . . . . . . . . . . 25 783ᶠ,66ᶜ

Total. . . . . . . . . : . . 1 458 000ᶠ,00ᶜ

Le matériel roulant entre dans le chiffre ci-dessus de 1 404 216ᶠ,34ᶜ pour une somme de 74 309ᶠ,23ᶜ

La faible élévation de ce dernier chiffre tient à ce que la Compagnie locale s'est bornée à acheter, pour les premiers temps de l'exploitation, deux locomotives-tenders, un wagon à voyageurs et un fourgon à frein, se réservant d'emprunter pour le surplus le matériel de la Compagnie de l'Est.

La dépense de premier établissement de la ligne, défalcation faite du matériel roulant, mais y compris les frais généraux du service de la construction, est de. . . . . . . . . . . 1 355 690ᶠ,77ᶜ

Soit, par kilomètre et en nombre rond, de. . . . . . . . . . . . . . . . . . . 75 000ᶠ,00ᶜ

# CHAPITRE II.

## TRACÉ.

**Avant-projet.** — Le tracé de l'avant-projet du chemin de fer d'Avricourt à Blâmont et à Cirey a été très-sensiblement suivi en cours d'exécution, et il nous suffira en conséquence de donner la description du tracé définitif : nous observons cependant que les subventions réalisées en faveur de la ligne ayant dépassé le montant des prévisions, on a profité de ce boni pour améliorer certaines parties du tracé, pour supprimer notamment deux courbes de 150 mètres de rayon en pleine voie.

**Tracé définitif.** — Le chemin de fer d'Avricourt à Blâmont et à Cirey se détache de la ligne principale de Paris à Strasbourg dans la gare d'Avricourt.

La voie unique de l'embranchement s'aiguille sur les voies de garage de la station d'Avricourt à 230 mètres, côté de Paris, du bâtiment des voyageurs ; mais nous avons pris pour origine de la ligne l'axe de ce bâtiment, point à partir duquel sont comptées les longueurs légales pour l'application des tarifs.

Le tracé se dirige d'abord vers le col de Croix-Marie pour passer du bassin du Sanon dans celui de la Vezouse, en laissant le village de Foulcrey à 1 kilomètre à gauche et celui d'Igney à 2 kilomètres à droite ; il gagne ensuite Gogney et de là Blâmont qu'il laisse à droite et où il contourne brusquement le contre-fort sur lequel est assise la ruine du château de cette ville.

Au sortir de la station de Blâmont, le tracé descend vers le fond de la vallée de la Vezouse et remonte cette vallée jusqu'au village de Frémonville ; il la franchit par deux ponts de 18$^m$,00 d'ouverture totale, touche le polissoir de Frémonville, passe à niveau le chemin de grande communication n° 40, contre lequel est établie la station de Cirey, franchit le ruisseau du Val et s'arrête au chemin de Châtillon.

**Détails du tracé.** La voie de Cirey est posée dans la cour des voyageurs de la gare d'Avricourt et va s'aiguiller vers Paris sur les voies de garage de la station, afin de permettre les manœuvres des machines et des wagons de marchandises ; elle emprunte la grande tranchée qui suit la gare actuelle, reste parallèle à la ligne de Paris à Strasbourg sur une longueur de 250 mètres au delà du passage à niveau de la route départementale n° 13 et tourne à droite par une courbe de 500 mètres de rayon : l'embranchement est ainsi complétement indépendant de la ligne principale.

Après s'être détaché du chemin de Paris à Strasbourg, le tracé franchit, au moyen d'un remblai de 6$^m$,41, un vallon qui descend du village d'Igney, puis il s'élève par des rampes variant de 0$^m$,0167 à 0$^m$,006,2 jusqu'au col de Croix-Marie que l'on passe à niveau et où est établie la halte de Foulcrey. Les deux contre-forts situés entre les points kilométriques 1$^k$,600 et 2$^k$,500 sont contournés par des courbes de 300 mètres de rayon, substituées aux courbes de 150 mètres qui avaient été prévues dans l'avant-projet et qui n'auraient pu sans inconvénient se combiner avec une rampe de $0^m,0162$.

Depuis le col de Croix-Marie, on descend sans difficulté avec des pentes de $0^m,0169$ à $0^m,0124$ par le vallon du ruisseau de Prâle vers le village de Gogney qu'on laisse sur la gauche et que l'on dessert par une halte.

On traverse le ruisseau de Voise au moyen d'un pont de $6^m,00$ d'ouverture, puis on s'infléchit à gauche pour se diriger vers Blâmont. Après avoir franchi à niveau la route nationale n° 4 de Paris à Strasbourg, puis le chemin de grande communication n° 21 de Blâmont à Saint-Quirin, on gagne à flanc de coteau les vergers de Blâmont dans lesquels est établie la station de cette ville, et l'on contourne ensuite le contre-fort saillant du vieux château par une courbe de 150 mètres de rayon avec une tranchée très-courte de $11^m,70$ de profondeur maxima.

A la sortie de la tranchée de Blâmont, le tracé descend vers le fond de la vallée de la Vezouse, suit le pied du coteau droit jusqu'au village de Frémonville qui est desservi par une halte contiguë au chemin vicinal ordinaire de Frémonville à Harbouey, et franchit la vallée au moyen d'un remblai de $2^m,46$ de hauteur maxima, et de deux ponts, l'un de $12^m,00$ d'ouverture sur le thalweg et l'autre de $6^m,00$ d'ouverture sur le canal des usines qui est devenu le lit ordinaire de la Vezouse ; au delà de cette rivière, on vient par une rampe de $0^m,0104$ toucher le polissoir de Frémonville, qui appartient à la Compagnie des Glaces de Cirey, et l'on monte, dans des conditions très-faciles, jusqu'aux premières maisons de Cirey.

Après avoir traversé à niveau le chemin d'intérêt commun n° 62 de Cirey à Domèvre, on entre en tranchée jusqu'à la vallée du ruisseau du Val : la station de Cirey commence au passage à niveau du chemin de grande communication n° 40 de Sarrebourg à Raon-l'Étape et s'étend jusqu'à 300 mètres au delà de ce passage.

On franchit la vallée du ruisseau du Val par un remblai de $7^m,79$ de hauteur maxima, et par deux ponts, l'un de $4^m,00$ sur le ruisseau lui-même et l'autre de $3^m,00$ sur le canal de fuite du moulin à plâtre de la manufacture de Cirey ; au delà de ces deux ouvrages, on entre en tranchée ; on franchit, par un passage supérieur, le chemin d'intérêt commun n° 48 de Cirey à Saint-Sauveur, et l'on vient aboutir à l'arête de l'accotement gauche du chemin de Châtillon, point terminal de la ligne et limite des travaux à la charge de la Compagnie concessionnaire. Les voies sont continuées à travers ce chemin et jusque dans l'intérieur de la manufacture des glaces de Cirey, qui se trouve ainsi raccordée au chemin de fer.

Afin de permettre l'accès de la station de Cirey aux produits qui arrivent des vallées de Châtillon et du Val, il a été établi, le long de la ligne ferrée, un chemin latéral qui part du chemin de Châtillon et aboutit aux quais aux bois de la station.

**Alignements droits et courbes.** — Le tracé se compose de :

33 alignements droits ayant ensemble une longueur de $9391^m,75$, soit 52 p. % de la longueur totale de la ligne ;

33 courbes     id.     $8682^m,75$, soit 48 p. % de la longueur totale de la ligne.

Le rayon minimum des courbes est de 150 mètres.

Il y a : 1 courbe de 150 mètres de rayon ;

| | | |
|---|---|---|
| 2 courbes de | 200 | — |
| 12 — de | 300 | — |
| 5 — de | 400 | — |
| 1 courbe de | 500 | — |
| 4 courbes de | 600 | — |
| 1 courbe de | 700 | — |
| 2 courbes de | 800 | — |
| 2 — de | 1000 | — |
| 2 — de | 2000 | — |
| 1 courbe de | 3000 | — |

Total des courbes. . . . . 33

Les courbes sont des circonférences de cercle ; elles sont raccordées aux alignements droits par des arcs paraboliques tracés suivant les règles simples et pratiques données par MM. Chavès et Nordling.

Deux courbes consécutives en sens inverse sont séparées par des alignements droits de 80 à 100 mètres de longueur : le plus court de ces alignements est de 80ᵐ,44 et est tracé entre une courbe à gauche de 600 mètres de rayon et une courbe à droite de 700 mètres de rayon.

**Déclivités.** — La longueur totale des paliers est de. . . . . . . . . . . . 2951ᵐ,50  
— des rampes est de. . . . . . . . . . 8582ᵐ,50 } 18074ᵐ,50  
— des pentes est de. . . . . . . . . . 6540ᵐ,50  

La somme des élévations et des abaissements résulte du tableau suivant :

| | ALTITUDE DES RAILS. | ÉLÉVATIONS. | ABAISSEMENTS. |
|---|---|---|---|
| | m | m | m |
| Gare d'Avricourt. . . . . . . . . . . . . . . . . . . . . . . . . . | 283,06 | » | » |
| Col de Croix-Marie. . . . . . . . . . . . . . . . . . . . . . . | 329,19 | 46,13 | » |
| Station de Blâmont. . . . . . . . . . . . . . . . . . . . . . . | 282,19 | » | 47,00 |
| Halte de Frémonville. . . . . . . . . . . . . . . . . . . . . . | 277,43 | » | 4,76 |
| Station de Cirey. . . . . . . . . . . . . . . . . . . . . . . . . | 299,32 | 21,89 | » |
| Extrémité de la ligne. . . . . . . . . . . . . . . . . . . . . . | 303,66 | 4,34 | » |
| Totaux. . . . . . . . . . . . . . . . . . . . . . . . . . . . | | 72,36 | 51,76 |
| Différence d'altitude entre les points de départ et d'arrivée. . . . . . | | 20ᵐ,60 | |
| Somme des élévations et des abaissements. . . . . . . . . . . | | 124ᵐ,12 | |

La déclivité moyenne de la ligne est donc de. . . . . . . . . . . . . . . $\frac{124,12}{18074,50} = 0^m,0069$.

La déclivité la plus forte est une pente de 0ᵐ,016,85 sur une longueur de 1432ᵐ,00.

Il existe des déclivités de 0ᵐ,0162 et 0ᵐ,0167 sur une longueur de 2,380 mètres et des déclivités de 0ᵐ,013 à 0ᵐ,0155 sur une longueur de 2,977 mètres.

Les angles formés par la succession des paliers, pentes ou rampes sont effacés au moyen de raccordements paraboliques.

On a compensé autant que possible l'excès de résistance dû aux courbes raides par une diminution dans les déclivités correspondantes : ainsi la courbe de 150 mètres de rayon est combinée avec un palier, la pente de 0ᵐ,01685 correspond à des rayons de 600 mètres et de 1000 mètres, etc.

**Profils en travers.** — Les terrassements et ouvrages d'art sont exécutés pour une seule voie.

La largeur de la plate-forme, prise à 0ᵐ,42 en contre-bas du niveau supérieur des rails, est de 4ᵐ,50 entre les arêtes extrêmes ; elle est réglée à partir de l'axe suivant deux pentes transversales de 0ᵐ,02 par mètre.

Les talus en remblai sont inclinés en général à 1 1/2 de base pour 1 de hauteur ; toutefois, dans les remblais rocheux, l'inclinaison est portée à 45°.

Lorsque le terrain vient en pente vers le remblai, les eaux pluviales s'écoulent par un fossé latéral de 0ᵐ,20 de profondeur et de 0ᵐ,70 de largeur en gueule.

Les talus de déblai sont généralement réglés à 45° ; mais pour les tranchées ouvertes dans les roches du calcaire muschelkalk, comme au pied du château de Blâmont, ou dans le grès bigarré, comme entre les vallées de Val et de Châtillon, les talus de déblai sont respectivement raidis à 5 de base pour 1 de hauteur et à 2 de base pour 3 de hauteur ; une banquette de 0ᵐ,50 est ménagée à Blâmont, au pied de la partie supérieure du talus réglé à 45°.

Dans les parties en déblai, la plate-forme est flanquée de deux fossés de 0ᵐ,70 de largeur en gueule, de 0ᵐ,30 de largeur au fond et de 0ᵐ,20 de profondeur.

Du côté des coteaux, on reçoit les eaux pluviales soit dans un contre-fossé régnant au-dessus de la tranchée et ayant 0ᵐ,70 de largeur en gueule et 0ᵐ,20 de profondeur, soit dans une petite rigole latérale avec bourrelet. Toutefois le long des tranchées ayant moins de 2$^m$,00 de profondeur maxima, le contre-fossé est supprimé et la largeur de la zone de garantie est réduite de 1$^m$,50 à 1$^m$,00.

Profil définitif en remblai.

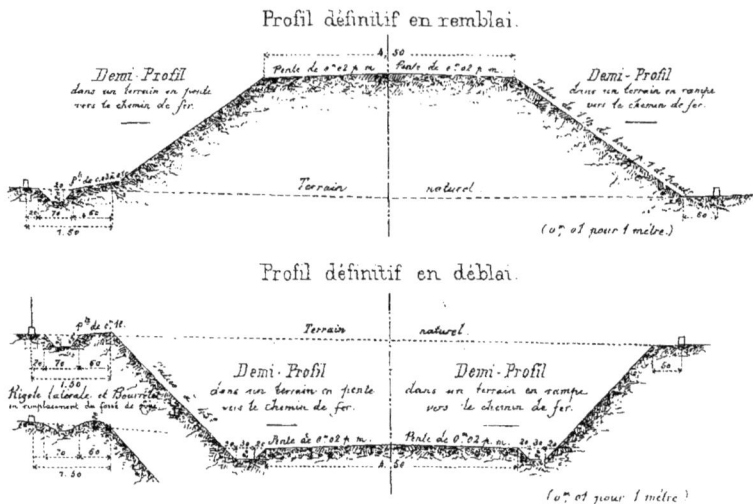

Profil définitif en déblai.

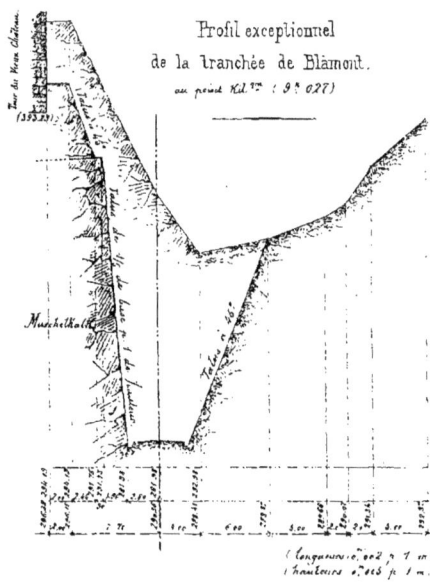

Profil exceptionnel de la tranchée de Blâmont.

Demi-Profil en déblai dans la tranchée entre les deux Vallées du Val et de Châtillon.

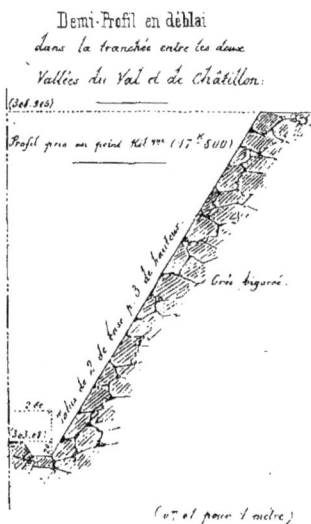

**Nature des terrains rencontrés.** — Le tracé, au départ d'Avricourt, est sur le muschelkalk supérieur ; il traverse ensuite, avant et vers le col de Croix-Marie, des terrains appartenant aux couches inférieures du keuper, puis il retrouve le muschelkalk supérieur jusqu'à la sortie de la tranchée de Blâmont. Les déblais, dans toute cette première partie, ont été en général exécutés dans des terres argileuses et marneuses d'une extraction assez facile ; on a rencontré toutefois des bancs de marne et de muschelkalk assez durs. Entre la sortie de Blâmont et Cirey, le tracé traverse le groupe inférieur du muschelkalk, en rencontrant çà et là quelques terrains alluvionnaires ; un peu avant Cirey et jusqu'à l'extrémité de la ligne, l'on est sur le grès bigarré que l'on a trouvé dans la tranchée de Châtillon à 2<sup>m</sup>,50 au-dessous du sol. Dans cette seconde partie, les déblais ont été exécutés dans des terres marneuses, alluvionnaires ou sablonneuses d'une extraction facile : une partie en a eu lieu dans des bancs de grès.

**Circonscriptions administratives.** — A l'époque de la construction du chemin de fer de Cirey, le département de la Meurthe, si cruellement mutilé à la suite de la guerre, existait encore, et le parcours de la ligne se répartissait ainsi qu'il suit entre les deux arrondissements de Sarrebourg et de Lunéville :

Arrondissement de Sarrebourg (traversée des communes d'Avricourt, Igney, Cirey). 8664<sup>m</sup>,50

—          Lunéville (traversée des communes de Gogney, Blâmont et Frémonville). . . . . . . . . . . . . . . . . . . . . . . . . . . . . . 9410<sup>m</sup>,00.

Total. . . . . . . . . . . . . . 18<sup>k</sup>074<sup>m</sup>,50.

Actuellement, le chemin de fer de Cirey est entièrement compris dans l'arrondissement de Lunéville tel qu'il est constitué dans le nouveau département de Meurthe-et-Moselle.

La limite de l'emprise gauche de ce chemin forme la frontière franco-allemande entre le point où le tracé se détache de la grande ligne de Paris à Strasbourg et le point de rencontre de la limite supérieure du territoire de Gogney, soit sur une longueur de 3700 mètres.

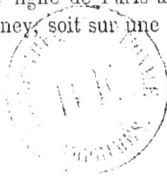

# CHAPITRE III.

---

## PERSONNEL ET ENTREPRISES.

---

**Ingénieurs**. — L'avant-projet a été étudié par M. Varroy, sous la direction de M. l'Ingénieur en chef Guibal.

M. Varroy a également dressé les projets définitifs du tracé des terrassements et des ouvrages d'art et a dirigé seul les travaux jusqu'au 1er mai 1869.

A partir de cette époque, le service des travaux a été confié à M. Bauer, sous la direction de M. Varroy.

M. Bauer a eu également à dresser les projets d'exécution, notamment ceux des bâtiments des stations et haltes.

Les soussignés ont été habilement secondés par MM. Lachambre, Conducteur des Ponts et Chaussées, Chef de section ; Christophe et Didier, Agents Secondaires des Ponts et Chaussées, Sous-Chefs de section.

**Acquisitions.** — L'acquisition des terrains a été faite, avec méthode et grand soin, par M. Louis, Expert-Appréciateur, demeurant à Nancy, aidé pour les écritures par M. Blascheck, Employé Secondaire.

**Effectif du personnel.** — Le personnel, non compris les agents chargés des acquisitions de terrains, était composé comme suit :

| | |
|---|---:|
| Ingénieur-Directeur. | 1 |
| Ingénieur des travaux. | 1 |
| Chef de section. | 1 |
| Sous-chefs de section. | 2 |
| Employés de bureau. | 3 |
| Surveillants et agents temporaires. | 4 |
| Ensemble. | 12 |

Les frais généraux (non compris les frais pour acquisitions de terrains) ne se sont élevés qu'à. . . . . . . . . . . . . . . . . . . . . . . . . . . . . . . . . . . . . . . . . . . . 85555f24c, y compris toutes dépenses de bureau, de gratification, de déplacements, etc., soit à 4733f00 par kilomètre.

**Contrôle.** Le contrôle des travaux au nom du Département a été successivement exercé par MM. Volmerange et Dilschneider, Ingénieurs en Chef des Ponts et Chaussées.

**Entreprises.** — Les travaux de terrassements et d'ouvrages d'art du premier lot, compris entre l'origine et le piquet 9k,200 à la sortie de la tranchée de Blâmont, ont été entrepris par le

Sieur Dedeyn, moyennant un rabais de 19 fr. 06 par 100 francs ; ceux du second lot, compris entre le piquet 9$^k$,200 et l'extrémité de la ligne, ont été entrepris par le Sieur Capel, moyennant un rabais de 12 fr. 05 par 100 francs.

Ces deux entrepreneurs se sont ensuite associés, mais n'ont pas achevé leurs travaux ; ils ont été mis en régie par décisions du Conseil d'Administration en date des 24-27 août 1869. Nous reviendrons un peu plus loin sur les difficultés que la Compagnie a eues avec les Sieurs Dedeyn et Capel.

Les travaux des bâtiments des stations et haltes, ont été entrepris par les Sieurs Bendler, de Bischwiller, moyennant un rabais de 0 fr. 05 par franc ; ils ont été exécutés et terminés dans de bonnes conditions.

La Compagnie a effectué en régie les travaux de ballastage et de pose de la voie.

Elle avait traité avec l'usine de Graffenstaden pour la fourniture et la pose du tablier métallique du pont de Frémonville.

# CHAPITRE IV.

## DURÉE DES FORMALITÉS ET DES TRAVAUX.

**Fonctions du personnel de la construction.** — En comptant la rédaction des projets de détail à partir du 1er janvier 1868 et en considérant la liquidation des comptes comme terminée le 31 décembre 1870, la durée totale des fonctions du personnel des travaux a été de trois ans.

**Service de l'entretien.** — L'entretien des ouvrages est passé dans les attributions du personnel de la Compagnie de l'Est le 26 avril 1870, jour de l'ouverture de la ligne.

Du 1er août 1870 au 1er août 1871, en l'absence de cette Compagnie, empêchée par les événements de guerre et par leurs conséquences, le service d'entretien a été fait par M. Lenoir, piqueur des chemins de fer de l'Est, sous la direction de M. Bauer.

**Présentation et approbation des projets.** — L'avant-projet du tracé, dressé le 21 août 1866, a été approuvé par le Conseil Général le 7 septembre 1867, et le décret d'utilité publique est intervenu le 26 juillet 1868. Le projet définitif du tracé des terrassements et des ouvrages d'art a été présenté le 27 juillet 1868, c'est-à-dire le lendemain de la promulgation du décret, et a été approuvé par le Préfet de la Meurthe le 27 août 1868, soit un mois après, sauf en ce qui concerne la partie comprise entre le chemin d'intérêt commun n° 62 à Cirey et l'extrémité de la ligne, partie qui avait été réservée tout d'abord à cause du choix assez difficile de l'emplacement de la station de Cirey, et dont le projet d'exécution n'a été approuvé que le 26 janvier 1869.

Les projets des emplacements des stations et haltes ont été produits le 19 octobre 1868, soumis à une enquête spéciale par arrêté préfectoral du 27 octobre 1868, et approuvés en ce qui concerne l'arrondissement de Lunéville le 3 décembre 1868, et en ce qui concerne celui de Sarrebourg le 26 janvier 1869.

Les projets définitifs des bâtiments des stations et haltes ont été présentés le 5 août 1869 et approuvés le 14 septembre suivant, soit un mois et neuf jours après la présentation.

## Expropriations.

| NOMBRE et DÉSIGNATION des COMMUNES. | ARRONDISSEMENTS. | ENVOI du DOSSIER. | RÉUNION de la COMMISSION d'enquête. | Intervalle entre l'envoi du dossier et la réunion de la commission. | ARRÊTÉ de CESSIBILITÉ. | Intervalle entre la réunion de la commission et l'arrêté de cessibilité. | JUGEMENT d'expropriation. | Intervalle entre l'arrêté de cessibilité et le jugement. | DATE de la RÉUNION du JURY. | Intervalle entre le jugement et le jury. | Durée totale des formalités jusqu'au jury inclusivement. | Délai entre la réunion du jury et l'ouverture de la ligne. |
|---|---|---|---|---|---|---|---|---|---|---|---|---|
| 4 (Avricourt, Igney, Foulcrey et première partie de Cirey jusqu'au chemin d'intérêt commun n° 62) | Sarrebourg. | 29 août 1868. | 24 octobre 1868. | 1 mois 26 jours | 15 déc. 1868. | 1 mois 22 jours | 17 déc. 1868. | 2 jours. | 26 avril 1869. | 4 mois 10 jours | 8 mois » jours. | 12 m. » jours |
| 3 (Gogney, Blâmont, Fremenville). | Lunéville. | 29 août 1868. | 24 sept. 1868. | 25 jours | 10 nov. 1868. | 1 mois 16 j. 19 jours | 20 nov. 1868. | 10 jours | 10 mai 1869. | 5 mois 20 jours | 8 mois 12 jours | 11 m. 17 jours |
| 2 (Avricourt, aux abords de la station et seconde partie de Cirey). | Sarrebourg. | 16 février 1869. | 5 avril 1869. | 1 mois 17 jours | 25 mai 1869. | 7 mois 20 jours | 2 juin 1869. | 8 jours | 28 août 1869. | 2 mois 26 jours | 6 mois 14 jours | 7 mois 29 jours |

**Exécution des travaux.** — Les travaux de terrassements et d'ouvrages d'art de la partie comprise entre l'origine et le point kilométrique 9$^k$,200, à la sortie de la tranchée de Blâmont, adjugés le 21 août 1868 au Sieur Dedeyn, Entrepreneur à Amiens, ont été commencés le 15 septembre suivant.

Les travaux de terrassements et d'ouvrages d'art de la partie comprise entre le point 9$^k$,200, et l'extrémité de la ligne, adjugés le même jour au Sieur Capel, Entrepreneur à Amiens, ont été commencés le 20 septembre 1868.

Les travaux de ces deux lots ont été achevés par voie de régie et se sont trouvés entièrement terminés pour le 1$^{er}$ janvier 1871.

Les travaux des bâtiments des stations et haltes, adjugés le 4 juillet 1869, aux Sieurs Bendler, entrepreneurs à Bischwiller, ont été commencés le 1$^{er}$ août suivant et ont été complétement achevés pour le 1$^{er}$ juin 1870 ; ils ont donc duré dix mois.

Les travaux de ballastage et de pose de voie, exécutés par voie de régie, ont été commencés le 15 novembre 1869 et terminés le 1$^{er}$ juin 1870 ; ils étaient déjà fort avancés lors de la réception de la ligne ; ils ont duré en tout six mois et demi.

**Nombre d'ouvriers.** — Le nombre des ouvriers a atteint son maximum au mois de mars 1870 ; il était alors de 300 par jour, savoir :

Terrassements. . . . . . . . . . . . . . . . . . . . . . . . . . . . . 95
Ballastage et pose. . . . . . . . . . . . . . . . . . . . . . . . . . . 180
Bâtiments et divers. . . . . . . . . . . . . . . . . . . . . . . . . . 25

Total égal. . . . . . . . . . . . 300

# CHAPITRE V.

## CONTENTIEUX.

**Procès Capel et Dedeyn.** — Le seul procès que la Compagnie ait eu à soutenir lui a été intenté par les Sieurs Capel et Dedeyn, Entrepreneurs des travaux de terrassements et d'ouvrages d'art, après la mise en régie dont il a été question plus haut.

Ce procès s'est déroulé devant le Tribunal de Commerce de Lunéville et s'est terminé par un jugement en date du 13 octobre 1869.

Les principaux chefs de réclamation des entrepreneurs étaient les suivants :

1° *Difficultés qu'ils ont éprouvées à se faire mettre en possession des terrains.*

Le cahier des charges de l'entreprise répond sur ce point que l'Entrepreneur ne peut formuler aucune demande d'indemnité pour la gêne ou les retards que les difficultés d'acquisition des terrains peuvent apporter à l'exécution des travaux, mais que le temps pendant lequel il a pu être arrêté ne lui est pas compté dans le délai d'exécution s'il l'a fait officiellement constater par l'Ingénieur.

2° *Insuffisance des sondages qui ont été faits par la Compagnie lors des études et qui ont induit les Entrepreneurs en erreur sur la nature des déblais.*

L'article 21 du cahier des charges stipule pour la fouille, la charge, la décharge et le régalage des déblais de toute espèce, lors même qu'il y aurait nécessité de recourir à la poudre, *un prix unique* à forfait, établi en tenant compte de la nature et des difficultés des divers terrains à déblayer, et les Entrepreneurs, par le fait de leur soumission, sont censés s'être rendus compte de ces difficultés.

3° *Demande de résiliation du marché, fondée sur l'article 33 des clauses et conditions générales du 16 novembre 1866, auxquelles les entrepreneurs ont été soumis, et motivée par l'augmentation que les prix auraient subie en cours d'entreprise, augmentation telle que la dépense des travaux restant à exécuter d'après le devis aurait dépassé du sixième les estimations du projet.*

Le tribunal a repoussé les chiffres produits par les Entrepreneurs comme ne reposant sur aucun fondement et a fait valoir que si les prix de journée payés par ces Entrepreneurs se trouvaient un peu supérieurs à ceux du pays, c'est que les ouvriers se montraient plus exigeants vis-à-vis d'eux en raison de la moindre confiance que leur inspirait leur solvabilité.

Le tribunal a débouté les Sieurs Dedeyn et Capel de leurs divers chefs de demande, ayant trait à la résiliation de leur marché, au rapport de la mesure en régie ainsi qu'à des dommages-intérêts, les a condamnés aux dépens et, statuant sur une demande reconventionnelle de la Compagnie, leur a imposé le remboursement des sommes avancées par celle-ci pour le paiement des salaires en souffrance dus à leurs ouvriers.

La Compagnie, comme on le voit, remportait donc ainsi un succès complet ; mais, tenant compte de la position difficile des Entrepreneurs et de leurs efforts pour sortir d'embarras, elle a conclu avec eux, le 1ᵉʳ décembre 1869, une transaction, aux termes de laquelle le traité s'est trouvé résilié à partir du jour où les travaux ont été mis en régie ; ceux exécutés depuis cette époque sont restés à la charge de la Compagnie et les travaux ont été achevés par celle-ci, mais en utilisant gratuitement le matériel des Sieurs Dedeyn et Capel et en le restituant à la fin dans l'état dans lequel il s'est trouvé.

# CHAPITRE VI.

## TERRAINS.

**Généralités.** — Pour les chemins d'intérêt local, le Département de la Meurthe consentait à se charger de l'acquisition des terrains à ses risques et périls, sauf à retenir le montant des estimations de l'avant-projet sur le chiffre des subventions. Trois des quatre concessionnaires ont préféré cette combinaison qui laissait tout l'aléa au compte du Département. La Compagnie du chemin de fer d'Avricourt à Cirey a mieux aimé acquérir directement les terrains et courir les risques de cette opération.

L'Expert-Appréciateur est entré en fonctions le 23 mars 1868, environ cinq mois avant l'envoi des dossiers d'enquête. Il a commencé ses opérations par le relevé dans les bureaux de l'enregistrement des ventes qui avaient eu lieu depuis 10 ans dans les communes traversées.

Il s'est transporté ensuite dans ces communes pour demander aux maires de former des Commissions composées de propriétaires et de cultivateurs et chargées de procéder à un classement des terrains touchés par le tracé.

Cette opération a eu lieu immédiatement dans les quatres premières communes. Les estimations ont été faites ensuite dans les mêmes communes et, après l'approbation des états estimatifs, l'Expert a procédé aux transactions amiables à partir du 4 juin 1868, avant même que les plans fussent soumis aux enquêtes, de manière à hâter autant que possible l'ouverture des travaux. Les contrats d'acquisitions contenaient une clause résolutoire, pour le cas où le décret d'utilité publique n'aurait pas été rendu.

L'Expert a été chargé par la Compagnie de payer toutes les indemnités montant à moins de 200 francs, après renseignements pris sur la solvabilité des vendeurs et lorsqu'il n'existait point d'hypothèques. Les notaires du pays ont été chargés de payer les sommes dépassant ce chiffre de 200 francs, ainsi que les sommes inférieures quand il y avait lieu de faire des recherches sur les hypothèques.

**Nature des terrains.** — Les terrains expropriés ont une surface totale de 33h,6 et se répartissent comme suit :

| | |
|---|---|
| Prés irrigués. . . . . . . . . . . . . . . | 2h,6 |
| Prés non irrigués. . . . . . . . . . . . | 5h,0 |
| Pâtures et friches. . . . . . . . . . . | 30h,3 |
| Terres. . . . . . . . . . . . . . . . . . . | 22h,8 |
| Jardins. . . . . . . . . . . . . . . . . . | 2h,3 |
| Vignes et houblonnières. . . . . . . . | 0h,6 |
| Total. . . . . . . . . . | 33h,6 |

| | | |
|---|---|---|
| Les prés irrigués ont été payés en moyenne par hectare, | | 8700f |
| Les prés non irrigués | id. | 6000f |
| Les pâtures et friches | id. | 100f |
| Les terres | id. | 3400f |
| Les jardins | id. | 14000f |
| Les vignes et houblonnières | id. | 13800f |

**Abornement.** — L'abornement des entreprises et le rigolage ont été effectués avant les enquêtes parcellaires, de manière à faciliter le classement et les transactions amiables. On n'a eu qu'à se féliciter de cette mesure de prévoyance. L'abornement a fait, après l'achèvement des travaux, l'objet de procès-verbaux réguliers qui ont été signés par tous les propriétaires.

**Dépense totale.** — Les acquisitions de terrains ont été faites pour une seule voie sur toute la longueur de la ligne. Ces acquisitions comprennent également les terrains nécessaires à la déviation et à la rectification des cours d'eau et chemins rencontrés, ainsi qu'à l'établissement des chemins latéraux auxquels on a donné partout une largeur de 3m,00, sauf sur quelques points, d'une fréquentation exceptionnelle, où cette largeur a été portée à 4m,00. Le chemin latéral d'accès à la station de Cirey, destiné à être classé comme chemin vicinal, a reçu une largeur de 6 mètres. Voici la dépense totale desdites acquisitions :

| | | | |
|---|---|---|---|
| Prix principal des terrains. . . . . . . . . . . . . | 172 771f,10c | soit par kilomètre | 9558f00 |
| Intérêts à partir de la prise de possession. . . . | 7 036f,00c | — | 389f00 |
| Frais. . . . . . . . . . . . . . . . . . . . . | 21 581f,49c | — | 1 193f00 |
| Totaux. . . . . . . | 201 388f,59c | — | 11 140f00 |

Pour avoir l'ensemble des dépenses faites pour les terrains il faut ajouter à la somme de 201 388f,59c celle de. . . . . . . . . . . . . . . . . . . . . . . . . . . . . . . . . . . . 3 994f,49c dépensée pour l'acquisition d'une ballastière d'une surface de 1h,71a,08c sur le territoire de Frémonville, ce qui conduit à un total général de . . . . . . . . . . . . . . . . . 205 383f,08c

Soit à un prix kilométrique de. . . . . . . . . . . . . . . . . . . . . . . . . . . . . 11 363f,00

**Spécification des frais.** — Les frais se décomposent de la manière suivante :

| NATURE DES DÉPENSES. | MONTANT. | PRIX par KILOMÈTRE. |
|---|---|---|
| Personnel du service des acquisitions (y compris une gratification de 2 000 francs à l'Expert). . . . . . . . . . . . . . . . . . . . . | 10 186f 95c | 503f »c |
| Lever des plans parcellaires. . . . . . . . . . . . . . . . . . . . | 2 113 » | 117 » |
| Bornage (fourniture et plantation). . . . . . . . . . . . . . . . . | 2 074 89 | 115 » |
| Frais de jurys, honoraires d'avocats . . . . . . . . . . . . . . . | 3 180 » | 176 » |
| Frais d'actes des notaires. . . . . . . . . . . . . . . . . . . . . | 1 420 » | 78 » |
| Impressions, autographies, etc. . . . . . . . . . . . . . . . . . . | 1 400 » | 77 » |
| Frais d'insertions. . . . . . . . . . . . . . . . . . . . . . . . . | 1 206 65 | 67 » |
| Totaux pareils. . . . . . . . . . . . . . . . | 21 581f,49 | 1193f, » |

**Prix principal.** — Le prix principal des terrains, non compris les intérêts et les frais, se décompose comme suit :

| | | |
|---|---|---|
| Principal. . . . . . . . . . . . . . . . . . . | 171 089f,90c | soit 99,03 p. 0/0 |
| Indemnités aux fermiers, dommages, etc. . . | 1 681f,20c | — 0,97 p. 0/0 |
| Total pareil. . . . . . . . . | 172 771f,10c | 100,00 p. 0/0. |

De ce total il y aurait lieu rigoureusement de déduire la valeur de 6h,5 d'excédants de terrains invendus, compris dans la surface totale ci-dessus de 33h,6 et utilisés en partie comme jardins des employés de la ligne ; ces excédants de terrains peuvent être estimés à environ. . . . . 8000f,00.

## Prix de revient par commune et par kilomètre.

| COMMUNES. | CONTENANCES TOTALES acquises. | PRIX des ACQUISITIONS. | LONGUEUR de TRAVERSÉE des communes. | LARGEUR MOYENNE de l'entreprise, excédants non compris. | PRIX par HECTARE. | PRIX par KILOMÈTRE. | OBSERVATIONS. |
|---|---|---|---|---|---|---|---|
| 1 | 2 | 3 | 4 | 5 | 6 | 7 | 8 |
| | h a c | f c | m | m | f c | f c | |
| Avricourt......... | 6 75 15 | 20 292 39 | 3080 » | 16 02 | 3 006 » | 6 588 » | Les chiffres de la colonne (3) ne comprennent que le prix principal, sans les intérêts et sans les frais. |
| Igney............. | 1 30 36 | 5 986 75 | 940 » | 12 40 | 4593 » | 6 369 » | |
| Foulcrey.......... | » 3 15 | 152 17 | » | » | 4831 » | | Territoire enclavé dans celui d'Igney. |
| Gogney........... | 5 26 94 | 22 811 43 | 3300 » | 12 62 | 4329 » | 6 913 » | |
| Blâmont.......... | 5 91 38 | 45 882 15 | 3360 » | 15 29 | 7758 » | 13 655 » | Beaucoup de jardins. |
| Frémonville....... | 5 32 76 | 21 499 53 | 2750 » | 13 32 | 4036 » | 7 818 » | |
| Cirey............. | 8 99 86 | 56 146 65 | 4644 50 | 17 32 | 6240 » | 12 090 » | Beaucoup de jardins. |
| Totaux et moyennes. | h a c 33 59 60 | f 172 771 10 | m 18 074 50 | m 14 99 | f 5142 » | f 9 558 » | |

**Contenance des gares et stations.** — La gare d'Avricourt est commune à la ligne de Cirey et au chemin de fer de Paris à Avricourt. La Compagnie a eu à acheter une surface de terrain de................................................. 8ª,11 pour l'élargissement de la plate-forme de cette gare.

Les contenances totales des stations de Blâmont et de Cirey, entre les aiguilles extrêmes, y compris l'emplacement de la voie principale, sont les suivantes :

Blâmont......................................... 1ʰ,36ª,22ᶜ
Cirey.......................................... 2ʰ,18ª,57ᶜ

**Résultats généraux.** — Contenance totale acquise.............. 33ʰ,59ª,60ᶜ
Prix principal des acquisitions......................... 172 771ᶠ,10ᶜ
Longueur des territoires............................. 18ᵏ 074ᵐ,50ᶜ
Largeur moyenne de l'emprise, y compris les excédants........... 18ᵐ,59ᶜ
Largeur moyenne de l'emprise, excédants non compris............. 14ᵐ,99ᶜ
Nombre de propriétaires par kilomètre...................... 29
Nombre de parcelles par kilomètre........................ 45
Surface moyenne d'une parcelle......................... 4ª,09ᶜ
Prix par hectare (principal, sans intérêts et sans frais)............. 5 142ᶠ, »
Prix par kilomètre. . . . . . . . . . . . . . . . id. . . . . . . . . . . . . . . . 9 558ᶠ, »

**Décisions du Jury.** — Nombre de propriétaires................. 85
Superficie des terrains............................... 7ʰ,29ª,45ᶜ
Montant des offres amiables............................ 37 782ᶠ,32ᶜ
id.    offres légales............................ 28 223ᶠ,83ᶜ
id.    demandes............................. 75 977ᶠ,06ᶜ
id.    allocations............................. 45 800ᶠ,16ᶜ
Prix par hectare des offres amiables....................... 5179ᶠ, »
id.    offres légales......................... 3869ᶠ, »
id.    demandes........................... 10 414ᶠ, »
id.    allocations........................... 6278ᶠ, »

Les transactions ont été difficiles sur le territoire d'Avricourt et celui de Cirey (deuxième partie). L'opposition faite par les habitants d'Avricourt provenait de ce que le chemin de fer ne leur semblait pas présenter un avantage marqué et coupait beaucoup de parcelles en biais sur un parcours total de 3,080 mètres. A Cirey les difficultés ont été la conséquence d'une lutte très-vive qui s'était élevée au sujet de l'emplacement de la station.

Beaucoup de propriétaires d'Avricourt se sont laissés poursuivre en expropriation ; toutefois, les premières décisions du Jury ne leur ayant pas été favorables, ils se sont déterminés, en assez grand nombre, à accepter les offres amiables.

Sur un total de 524 propriétaires, s'appliquant à toute la ligne, 85 seulement, soit 16 p. 0/0, se sont présentés devant le Jury.

En moyenne, les allocations du Jury ont dépassé les offres amiables du cinquième.

# CHAPITRE VII.

## TERRASSEMENTS ET OUVRAGES D'ART.

**Dépense.** La dépense totale des terrassements et des ouvrages d'art s'élève à. . $334924^f,83^c$ savoir :

Travaux à l'entreprise, les sieurs Dedeyn et Capel, entrepreneurs. . . . . . . . . . . $187059^f,57^c$
Travaux en régie, aux lieu et place des entrepreneurs. . . . . . . . . . . . . . . $77499^{lt},26^c$
Travaux en régie et dépenses diverses. . . . . . . . . . . . . . . . . . . . . . $64507^f,60^c$
Tablier du pont métallique sur le canal des usines à Frémonville. . . . . . . . . . . $5858^f,40^c$

Total égal. . . . . . . . . . . . . . . . . $334924^f,83^c$

Cette dépense se répartit ainsi qu'il suit :

Terrassements, y compris perrés, drainage des talus,
réparation des tassements, etc. . . . . . . . . . . . . $243159^f,30$ soit par kilomètre. . . $13452^f,$ »
Ouvrages d'art courants. . . . . . . . . . . . . . . $28706^f,34.$ . . . . id. . . . . . . . $1588^f,$ »
Ouvrages d'art spéciaux. . . . . . . . . . . . . . . $60278^f,91.$ . . . . id. . . . . . . . $3335^f,$ »
Travaux de rectification de chemins dans les dépen-
dances de la voie ferrée et dépenses accessoires. . . $2780^f,28.$ . . . . id. . . . . . . . $154^f,$ »

Totaux. . . . . . . . . . $334924^f,83.$ . . . . . . . . . . . $18530^f,$ »

**Cube et prix des terrassements.** — Le cube des terrassements pour
toute la longueur de la ligne est de. . . . . . . . . . . . . . . . . . . . . . . . . . . $150500^{m3}.$
Soit, par mètre courant, de. . . . . . . . . . . . . . . . . . . . . . . . . . . . . . $8^{m3},33.$
Le prix du mètre cube est de. . . . . . . . . . . . . . . . . . . . . . . . . . . . . $1^f,61.$
La distance moyenne des transports est de. . . . . . . . . . . . . . . . . . . $250^m.$

**Ouvrages d'art courants.** — Les ouvrages d'art ayant une ouverture de moins de deux mètres, sont au nombre de 53, soit de 2,93 par mètre courant.

Ces ouvrages, qui ont une largeur de $4^m,00$ entre les têtes, ne présentent pas de dispositions spéciales susceptibles d'être mentionnées ici : ils ont été construits entièrement en maçonnerie ordinaire.

**Ouvrages d'art spéciaux.** Nous donnons ci-après des renseignements détaillés sur les ouvrages d'art, au nombre de 9, dont l'ouverture est supérieure à $2^m,00$ et auxquels paraît s'attacher un intérêt particulier en raison de leurs dispositions très-simples et peu coûteuses ; ces ouvrages n'ont, comme les précédents, que $4^m,00$ entre les têtes.

# PASSAGE INFÉRIEUR DU CHEMIN DE LA CROIX.

Cet ouvrage se compose de trois arches en plein cintre, dont une seule, celle du milieu, sert au passage des voitures ; les fondations reposent sur des bancs de muschelkalk ; les maçonneries sont en moellons ordinaires de muschelkalk de bonne qualité pour tout l'ouvrage, y compris les têtes des voûtes, à l'exception des couronnements qui sont en pierre de taille.

Les moellons, provenant d'une carrière située à 800 mètres de l'ouvrage, étaient rendus sur place au prix de 2f,50 le mètre cube.

Le sable provenait de la gravière de Chaufontaine, près Lunéville, et était rendu sur wagon, à la station d'Avricourt, moyennant 3 francs le mètre cube ; le prix de revient était de 4f,50.

La pierre de taille provenait des carrières de grès bigarré de Lutzelbourg ; elle est de très-bonne qualité et était rendue en gare d'Avricourt au prix de 25 francs le mètre cube.

La chaux provenait des fours de Hochfelden (calcaire à gryphées arquées du lias) ; elle était rendue à pied d'œuvre à raison de 20 francs le mètre cube.

Les maçons étaient payés à 0f,33 l'heure et les manœuvres à 0f,26.

### RÉSUMÉ DES DÉPENSES.

| OBJET DES DÉPENSES. | QUANTITÉS | PRIX de l'unité. | DÉPENSE totale. | Dépense par mètre courant de longueur. | Dépense par mètre carré d'élévation. | OBSERVATIONS. |
|---|---|---|---|---|---|---|
| **I. — Fondations.** | | | | | | La surface de l'élévation est de 108m2,80. La longueur de l'ouvrage est de 17m,30. |
| Déblais à la pelle ou à la pioche transportés à la brouette (terre argileuse) | mc 71,01 | f. 0,757 | f. 53,78 | | | |
| Maçonnerie (moellons bruts) | 42,10 | 12,24 | 513,30 | | | |
| Dépense totale en fondations | | | 569,08 | f. 33,00 | f. 5,00 | |
| **II. — Élévation.** | | | f | | | |
| Maçonnerie... { Pierre de taille (grès bigarré). | m3 5,30 | 43,83 | 232,30 | | | |
| Moellons bruts et équarris.... | 98,83 | 12,24 | 1209,68 | | | |
| Parement vu.. { Pierre de taille | m2 30,60 | 4,32 | 132,19 | | | |
| Moellons équarris | 158,88 | 1,62 | 257,38 | | | |
| Chape en bitume, de 0m,12 d'épaisseur | m2 45,60 | 3,60 | 162,00 | | | |
| Cintres de voûte | m2 75,00 | 4,00 | 300,00 | | | |
| Fer pour garde-corps | kilog. 513,00 | 0,60 | 307,80 | | | |
| Dépense totale en élévation | | | 2601,35 | 151,00 | 24,00 | |
| **III. — Dépenses diverses.** | | | | | | |
| Tuyaux en plomb | 2 | » | 12,00 | | | |
| Butte-roues | 4 | » | 6,00 | | | |
| Remblais, perrés et gazonnements | » | » | 450,00 | | | |
| Occupation de terrains | » | » | 9,84 | | | |
| Total des dépenses diverses | | | 477,84 | 27,00 | 4,00 | |
| Total général des dépenses | | | f 3648,27 | f 211,00 | f 33,00 | |

# PASSAGE INFÉRIEUR DU CHEMIN DE LA CROIX.

## Élévation

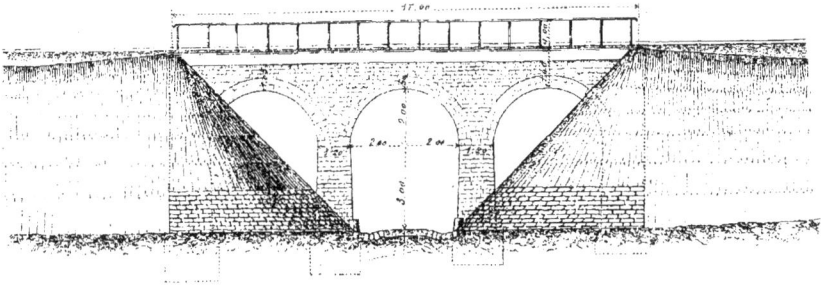

## Coupe au niveau des naissances et Plan

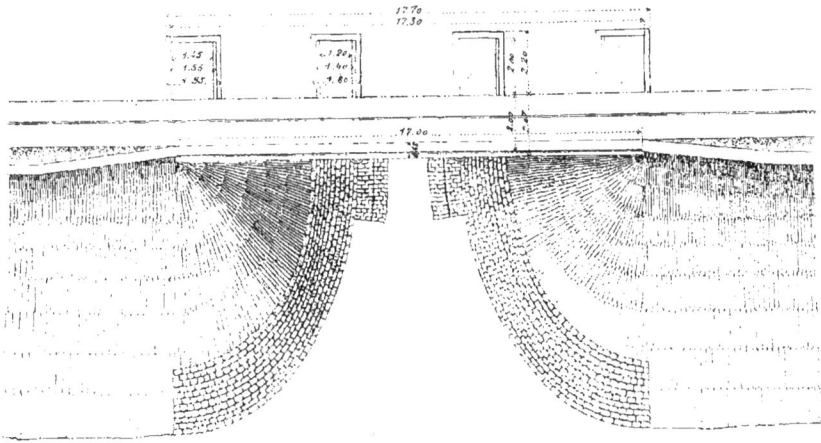

## Coupe en long

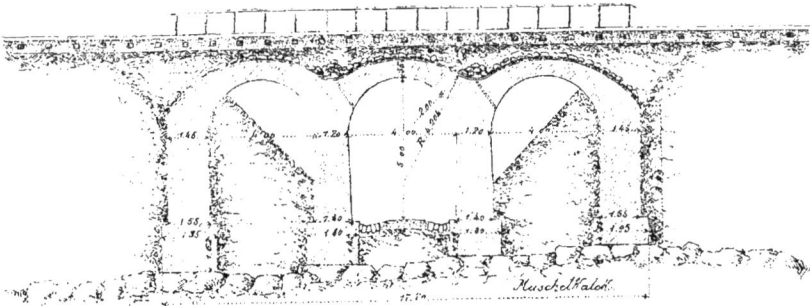

## Coupe en travers

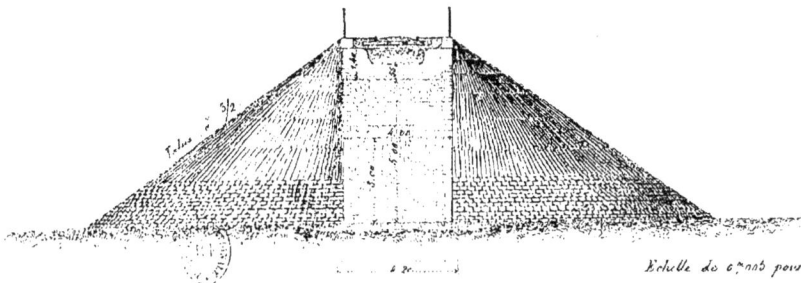

Échelle de 0,005 pour 1m.00.

A. Barbier. Lith. Nancy.

# PONCEAU DE 2ᵐ,00 D'OUVERTURE,

### Sur le ravin de la Dondole.

————

Cet ouvrage est établi sur un ravin d'une très-forte pente ; les eaux, dans les moments d'orage, y sont très-abondantes ; en temps ordinaire, le lit est à sec.

Le ravin, qui est très-étroit, est traversé en biais par le chemin de fer ; il n'était pas possible, sans de grandes dépenses, de changer le lit du ravin, pour le ramener normalement à l'axe du chemin de fer, et l'on a été obligé d'établir le pont avec un biais de 50°.

Les fondations sont établies sur les bancs de muschelkalk qui affleurent le fond du lit à l'amont de l'ouvrage.

L'appareil suivi pour la construction de la voûte est l'appareil héliçoïdal, mais seulement au voisinage des têtes ; la partie du milieu, sur une longueur de 4ᵐ,302, est établie comme une voûte de pont droit.

Cet ouvrage est construit en moellons de muschelkalk, à l'exception des crossettes, des angles et couronnement des têtes et des archivoltes qui sont en pierre de taille de grès bigarré.

La chaux employée provient des fours de Hochfelden (Bas-Rhin) ; son foisonnement est de 0,30 à 0,40 ; elle a coûté, non éteinte, 25 francs le mètre cube ; le sable provient des carrières de Chaufontaine, près Lunéville ; il a coûté, rendu en gare d'Avricourt, 3 francs et sur place environ 6 francs le mètre cube ; la pierre de taille provient du Val, près Cirey ; elle a coûté 35 francs le mètre cube.

Les moellons, qui sont de très-bonne qualité, ont été extraits dans un champ voisin du pont ; ils ont coûté environ 1ᶠ,25 le mètre cube.

Les maçons étaient payés à 0ᶠ,30 l'heure, et les manœuvres en moyenne à 0ᶠ,25.

## RÉSUMÉ DES DÉPENSES.

| OBJET DES DÉPENSES. | QUANTITÉS | PRIX de l'unité. | DÉPENSE totale. | Dépense par mètre courant de longueur. | Dépense par mètre carré d'élévation. | OBSERVATIONS. |
|---|---|---|---|---|---|---|
| **I. — Fondations.** | m3 | f. | f. | | | La surface de l'élévation est de 64m2,39. |
| Déblais à la pelle ou à la pioche............ | 144,85 | 0,65 | 95,60 | | | |
| Maçonnerie (moellons bruts) ............... | 39,00 | 12,24 | 477,36 | | | |
| Dépense totale en fondations........... | | | 572,96 | 44,00 | 9,00 | La longueur de l'ouvrage est de 12m,898. |
| **II. — Élévation.** | | f. | f. | | | |
| Maçonnerie. — Pierre de taille............. | 6,77 | 43,80 | 296,53 | | | |
| ' — Moellons bruts et équarris .... | 202,73 | 12,50 | 2534,13 | | | |
| Parement vu. — Pierre de taille........ .... | m2 55,99 | 4,32 | 241,88 | | | |
| — Moellons ................. | 142,12 | 1,70 | 241,60 | | | |
| Chape en bitume..................... | 42,12 | 5,40 | 227,45 | | | |
| Cintres de voûte................... ..... | 40,68 | 1,80 | 73,22 | | | |
| Dépense totale en élévation........... | | | 3614,81 | 280,00 | 56,00 | |
| **III. — Dépenses diverses.** | | | f. | | | |
| Remblais, perrés et gazonnements.......... | » | » | 477,95 | | | |
| Massifs dans les culées .................. | » | » | 62,00 | | | |
| Total des dépenses diverses............ | | | 539,95 | 42,00 | 8,00 | |
| Montant général des dépenses............ | | | f. 4727,72 | f. 366,00 | f. 73,00 | |

# PONCEAU DE 2ᵐ,00 D'OUVERTURE

*sur le ravin de la Dondole.*

### Élevation de la tête d'aval

*suivant AB du Plan.*

Rive d'amont

Rive d'aval

### Coupe horizontale et Plan.

Maçonnerie en pierres sèches

### Coupe longitudinale

### Coupe en travers *(suivant CD).*

*Échelle de 0ᵐ,005 pour 1ᵐ,00.*

A. Enébise, Arᵗ Nancy

# PONCEAU DE 2<sup>m</sup>,00 D'OUVERTURE,

Sur le ruisseau de Prâle.

---

Le ruisseau sur lequel cet ouvrage est construit est torrentiel, et il ne passe d'eau sous le ponceau qu'à la fonte des neiges ou dans les moments d'orages.

Les fondations sont établies sur les bancs de muschelkalk qui pavent naturellement le fond du ruisseau.

L'ouvrage est entièrement construit en maçonnerie ordinaire de moellons de muschelkalk, à l'exception des parapets et des couronnements qui sont en pierre de taille de Lutzelbourg.

La chaux provient des fours de Hochfelden ; le sable provient d'un dépôt qui se trouve sur le contre-fort qui sépare la vallée de la Vezouse de la vallée de Voise, entre les villages de Frémonville et de Gogney. — Ce sable a dû être lavé.

La chaux rendue sur place a coûté 30 francs le mètre cube.

Les moellons rendus sur place ont coûté 2f,50 le mètre cube.

Le sable a coûté avec le lavage environ 7 francs le mètre cube.

Les maçons étaient payés à 0f,30 l'heure et les manœuvres, en moyenne, à 0f,25.

## RÉSUMÉ DES DÉPENSES

| OBJET DES DÉPENSES. | QUANTITÉS | PRIX de l'unité. | DÉPENSE totale. | Dépense par mètre courant de longueur. | Dépense par mètre carré d'élévation. | OBSERVATIONS. |
|---|---|---|---|---|---|---|
| **I. — Fondations.** | m3 | f. | f. | | | La surface de l'élévation est de 9m2,20. La longueur de l'ouvrage est de 12m,01. |
| Déblais à la pelle...................... | 59,24 | 0,63 | 37,32 | | | |
| Maçonnerie......................... | 24,00 | 12,24 | 293,76 | | | |
| Parement de moellons bruts.............. | m2 24,00 | 1,62 | 38,88 | | | |
| Perrés bruts en défense de rive............ | 12,00 | 3,50 | 42.00 | | | |
| Dépense totale en fondations.......... | | | 411,96 | f. 34,00 | f. 45,00 | |
| **II. — Élévation.** | | | f. | | | |
| Maçonnerie de pierre de taille............. | 2,01 | 43,83 | 88,10 | | | |
| — de moellons bruts............. | 40,11 | 12,70 | 509,40 | | | |
| Parement vu de pierre de taille........... | m2 15,49 | 4,32 | 66,92 | | | |
| — de moellons bruts........... | m2 82,83 | 1,62 | 134,18 | | | |
| Chape en bitume..................... | m2 11,96 | 5,40 | 64,58 | | | |
| Cintres.......................... | 12,57 | 1,80 | 22,63 | | | |
| Dépense totale en élévation............ | | | 885,81 | 74,00 | 96,00 | |
| Montant général des dépenses.............. | | | f. 1297,77 | f. 108,00 | f. 141,00 | |

# PONT DE 2,00 D'OUVERTURE,

*sur le ruisseau de Biale.*

## Coupe en long.

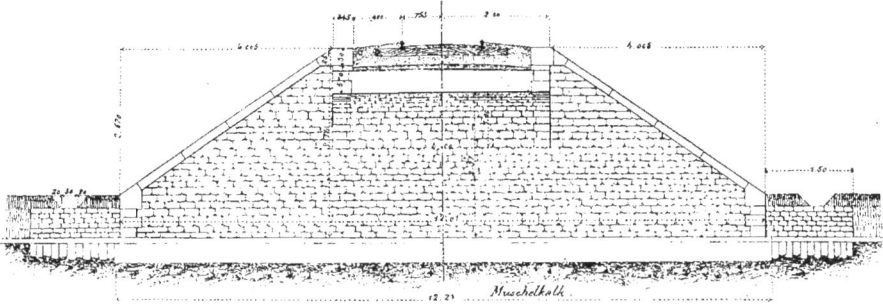

## Plan et Coupe horizontale au niveau des fondations.

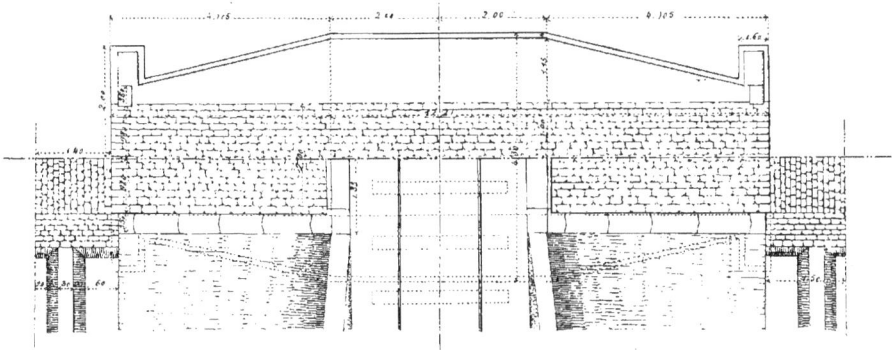

## Elévation.

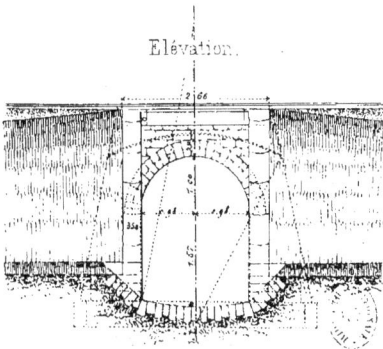

## Coupe en travers.

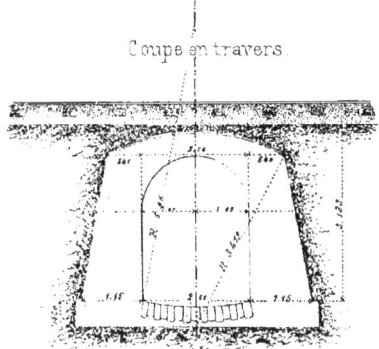

*Échelle de 0,"01 pour 1 mètre.*

*A. Barbier, auth: Nancy.*

# PONT DE 6ᵐ,00 D'OUVERTURE,

## Sur le ruisseau de Voise.

———

Le ruisseau de Voise, sur lequel est construit cet ouvrage, est torrentiel : une crue du 29 novembre 1869 a atteint la cote 270,15. Les fondations en maçonnerie ordinaire, sont assises sur un sol résistant d'argile et de pierres de muschelkalk : primitivement, on n'avait assis sur ce sol que les culées du pont, et l'on s'était arrêté à la cote 266,80, pour la fondation des murs en retour. Ces murs ont beaucoup travaillé, et il a fallu les reconstruire, suivant le dessin actuel, en les descendant jusqu'au niveau du dessous des culées : c'est ce qui explique l'augmentation d'environ 3,600 francs sur les prévisions, qui étaient pour cet ouvrage de 5,550 francs + 1/10 de travaux imprévus, soit 6,100 francs.

Le pont de Voise est entièrement construit en maçonnerie de moellons ordinaires, sauf la plinthe qui est en pierre de taille de Lutzelbourg.

La chaux provenait des fours de Hochfelden ; son foisonnement est de 0,35 à 0,40; le sable provenait d'un dépôt formé dans la partie supérieure du contre-fort qui sépare la vallée de Voise de celle de la Vezouse, entre les villages de Gogney et de Frémonville ; ce sable, employé à la construction des murs, a été lavé et a pu donner de très-bon mortier.

Les moellons en muschelkalk proviennent des dépôts de Gogney et des carrières de Frémonville.

La chaux vive rendue sur place a coûté 22 francs le mètre cube.

Les moellons à pied d'œuvre ont coûté 3 francs le mètre cube.

Le sable à pied d'œuvre a coûté 3 fr. 50 c. le mètre cube.

Les maçons étaient payés à raison de 0 fr. 30 c. l'heure.

Les manœuvres étaient payés à raison de 0 fr. 25 c. l'heure.

## RÉSUMÉ DES DÉPENSES.

| OBJET DES DÉPENSES. | QUANTITÉS. | PRIX de l'unité. | DÉPENSE totale. | Dépense par mètre courant de longueur. | Dépense par mètre carré d'élévation. | OBSERVATIONS. |
|---|---|---|---|---|---|---|
| | mq | f. | f. | | | La surface |
| Fouilles...................... | 156,85 | 0,69 | 108,22 | | | de l'élévation est |
| Maçonnerie de moellons.................. | 243,05 | 12,00 | 2916,65 | | | de 125m2,00. |
| Parement vu de moellons................. | 142,51 | 1,33 | 189,90 | | | La longueur |
| Chape en bitume....................... | 34,13 | 5,40 | 184,30 | | | de l'ouvrage est |
| Cintres........................ | 37,70 | 3,91 | 135,72 | | | de 19m,18. |
| Approvisionnements de pierre de taille....... | 2,59 | 28,76 | 74,60 | | | |
| Total...................... | | | f. 3609,39 | | | |

Démolition, reconstruction des murs en retour suivant le dessin actuel.

Déblais et remblais aux abords, épuisements et achèvement du pont.

(Travaux en régie.)

| | | | | | | |
|---|---|---|---|---|---|---|
| Dépense................... | | | f. 6097,31 | | | |
| Montant total de la dépense............... | | | f. 9706,70 | f. 506,08 | f. 77,65 | |

# PONT DE G:00 D'OUVERTURE.

*sur le Ruisseau de Voise.*

### Élévation.

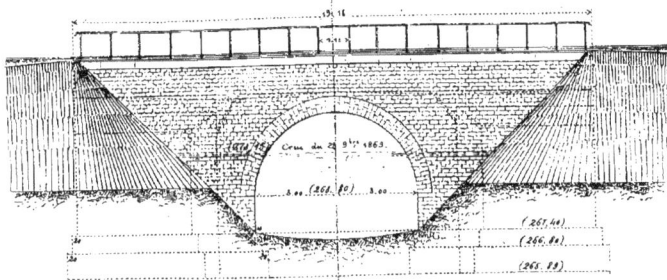

### Plan.

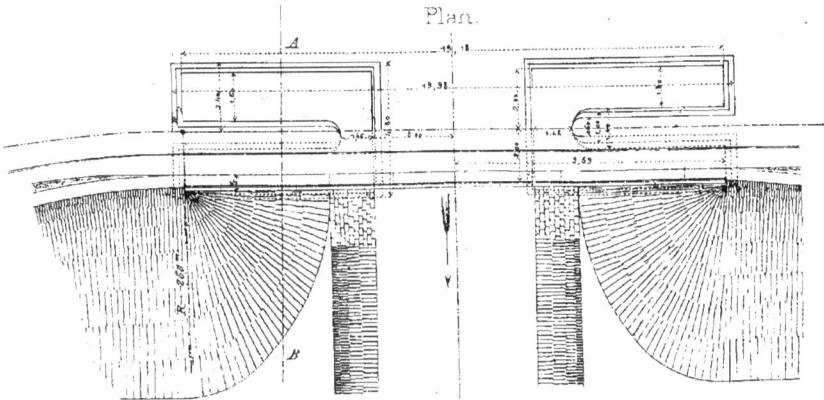

### Coupe en travers.

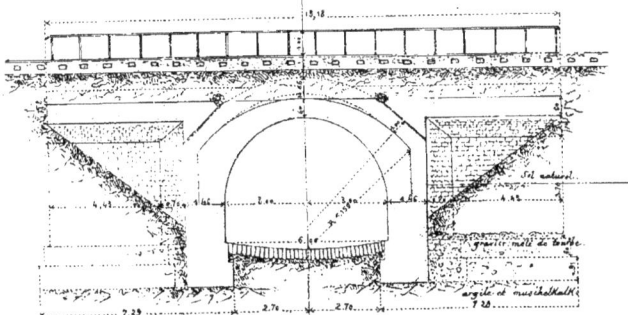

### Coupe sur l'axe du pont.

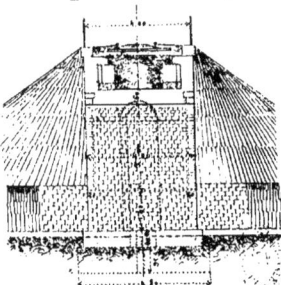

### Coupe sur AB.

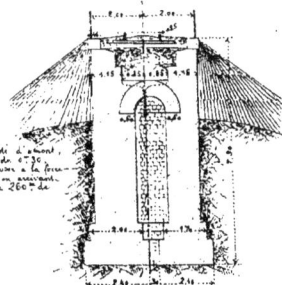

*Echelle de 0,005 pour 1 mètre.*

A. Barbier, aut. à Nancy.

# PONT DE 12 MÈTRES D'OUVERTURE,

## Sur le thalweg de la vallée de la Vezouse.

Cet ouvrage est établi dans la prairie, sur le thalweg de la vallée de la Vezouse, dont les eaux quittent leur lit habituel (canal des usines de Frémonville) à la moindre crue pour suivre ce thalweg. Au 28 novembre 1869, les remblais et le pont étant terminés, le niveau de l'eau a atteint sous l'ouvrage la cote 274$^m$,24, c'est-à-dire que la crue s'est élevée jusqu'à 0$^m$,46 en contre-bas des naissances.

Le pont a été commencé le 20 septembre 1868 ; les voûtes étaient terminées à la fin de l'année ; les tympans et les parapets ont été achevés en mai 1869.

La couche de gravier de 0$^m$,60 environ d'épaisseur qu'on a traversée pour arriver aux fondations établies sur le gypse, donnait continuellement passage à l'eau, ce qui a causé de nombreux éboulements dans les fouilles et a occasionné des épuisements assez onéreux.

Les maçonneries sont faites en moellons de muschelkalk de très-bonne qualité, provenant des carrières de Frémonville, versant droit de la vallée ; la pierre de taille provient des carrières de grès bigarré du Val, près Cirey ; cette pierre est de qualité passable ; la chaux employée vient des fours de Hochfelden ; le sable employé provient d'un dépôt situé sur le sommet du coteau qui sépare la vallée de la Vezouse de celle de Voise, à environ 3 kilomètres de l'ouvrage : ce sable est mélangé d'argile et demandait un lavage complet.

La chaux vive rendue sur place a coûté 22 francs le mètre cube.

Les moellons à pied d'œuvre ont coûté 3 francs le mètre cube.

La pierre de taille, brute, à pied d'œuvre, a coûté 20 francs le mètre cube.

Les journées de maçons étaient payées à raison de 0 fr. 35 l'heure, celles des manœuvres à raison de 0 fr. 26 l'heure.

## RÉSUMÉ DES DÉPENSES.

| OBJET DES DÉPENSES. | QUANTITÉS. | PRIX de l'unité. | DÉPENSE totale. | Dépense par mètre courant de longueur. | Dépense par mètre carré d'élévation. | OBSERVATIONS. |
|---|---|---|---|---|---|---|
| **I. — Fondations.** | mc | f. | f. | | | La surface de l'élévation est de 55$^{m2}$. La longueur de l'ouvrage est de 19$^m$,946. |
| Déblais à la pelle ou à la pioche............ | 331,13 | 0,76 | 251,66 | | | |
| Maçonnerie ordinaire..................... | 143,39 | 13,81 | 1980,22 | | | |
| Enrochements ou perrés.................. | m2 135,34 | 2,64 | 357,30 | | | |
| Dépenses diverses ou spéciales (épuisements, reprises de terre)...................... | » | » | 533,87 | | | |
| Dépense totale en fondations.......... | | f. | 3125,05 | f. 157,00 | f. 57,00 | |
| **II. — Élévation.** | mc | f. | f. | | | |
| Maçonnerie de pierre de taille............. | 5,09 | 33,73 | 171,07 | | | |
| — de moellons ordinaires........ | 66,02 | 13,81 | } 1352,10 | | | |
| — — Id. — pour voûte. | 28,12 | 15,66 | | | | |
| Parement vu de pierre de taille............ | m2 45,08 | 4,92 | 190,24 | | | |
| — de moellons ordinaires........ | 129,71 | 1,58 | 204,94 | | | |
| Béton maigre pour remplissage des tympans.. | m3 6,00 | 11,43 | 78,87 | | | |
| Chape en bitume...................... | m2 54,00 | 5,28 | 285,12 | | | |
| Cintres............................ | m3 5,027 | 35,20 | 176,95 | | | |
| Fer pour garde-corps................... | k 462,50 | 0,57 | 263,60 | | | |
| Dépense totale en élévation........... | | | f. 2723,49 | f. 137,00 | f. 49,00 | |
| **III. — Dépenses diverses.** | | | f. | f. | f. | |
| Indemnité de terrain pour dépôts........ | | | 100,00 | 5,00 | 2,00 | |
| Total général des dépenses............. | | | f. 5946,54 | f. 299,00 | f. 108,00 | |

# PONT DE 12ᵐ00 D'OUVERTURE,

*sur le thalweg de la Vallée de la Vezouse.*

### Elévation.

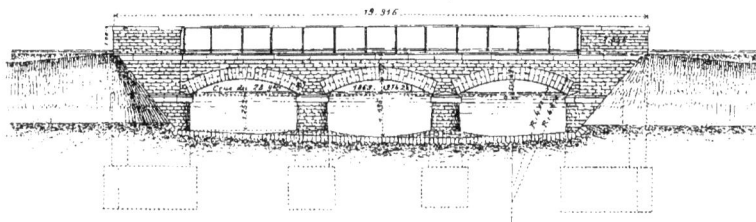

### Coupe horizontale et Plan.

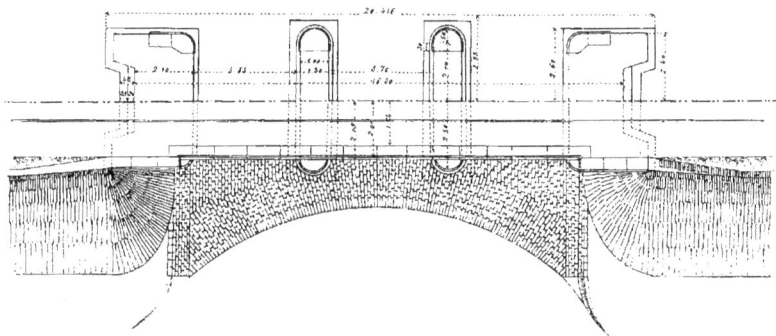

### Coupe en long.

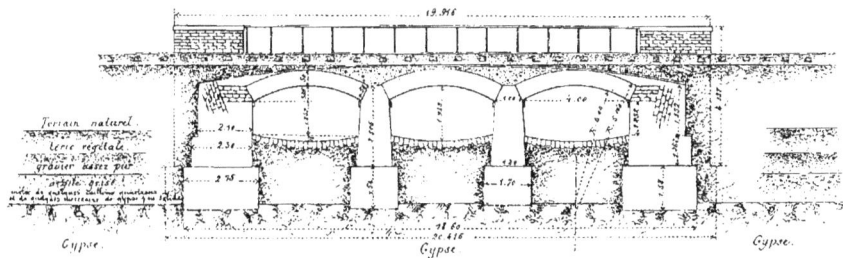

### Coupe en travers.

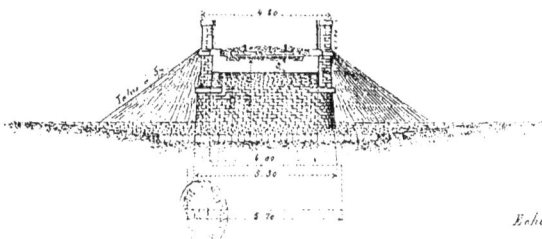

*Echelle de 0ᵐ005 pour 1 mètre*

A. Barbier, aul.⁺ Nancy.

# PONT BIAIS DE 6m,00 D'OUVERTURE,

### Sur le canal des usines de Frémonville.

Cet ouvrage est construit sur la rivière de Vezouse, qui sert de canal d'amenée à un moulin situé environ à 300 mètres en aval du chemin de fer ; le niveau de la rivière est à 1 mètre en contre-haut du thalweg de la vallée, de sorte que lors des crues les eaux se déversent par-dessus les berges et vont s'écouler par le pont établi dans la prairie sur ce thalweg. Le pont du canal a été fondé sur un gravier bien pur avec radier général. La largeur normale entre les culées est de 6 mètres. L'épaisseur des culées avait été calculée de manière à recevoir une voûte en arc de cercle surbaissée au 1/7c avec un biais de 45°. Lors de l'exécution, on a renoncé à ce projet parce qu'on craignait que les maçonneries, exécutées en mauvaise saison, ne présentassent pas une solidité suffisante, et l'on a substitué à la voûte un tablier en fer avec platelage en chêne.

Ce tablier a été fourni par l'usine de Graffenstaden, à raison de 0 fr. 62 c. par kilogramme de tôle, fonte, fer, rendu posé.

Le sable et la chaux provenaient des endroits indiqués d'autre part, pour le pont construit sur le thalweg.

Les maçonneries sont en moellons ordinaires de muschelkalk, à l'exception du couronnement qui est en grès bigarré des carrières de Parux, d'excellente qualité.

Le mètre cube de pierre de taille, rendu à pied d'œuvre, a coûté 25 francs.

Les moellons proviennent des carrières de Frémonville, et ont coûté, rendus à pied d'œuvre, 3 francs le mètre cube.

Les maçons étaient payés à raison de 0 fr. 35 l'heure, les manœuvres étaient payés à raison de 0 fr. 26 c. l'heure.

### RÉSUMÉ DES DÉPENSES.

| OBJET DES DÉPENSES. | QUANTITÉS. | PRIX de l'unité. | DÉPENSE totale. | Dépense par mètre courant de longueur. | Dépense par mètre carré d'élévation. | OBSERVATIONS. |
|---|---|---|---|---|---|---|
| **I. — Fondations.** | m3 | f. | f. | | | La surface d'élévation est de 90m2,72. La longueur de l'ouvrage est de 21m,414. |
| Fouilles ........................ | 361,40 | 1,35 | 487,59 | | | |
| Maçonnerie ordinaire................. | 30,00 | 13,81 | 414,25 | | | |
| | m2 | | | | | |
| Parement vu de maçonnerie ordinaire....... | 37,00 | 1,52 | 58,46 | | | |
| Épuisements, bâtardeaux, etc. ............ | » | » | 736,17 | | | |
| Dépense totale en fondations............ | | | f. 1696,47 | f. 79,00 | f. 19,00 | |
| **II. — Élévation.** | m3 | f. | f. | | | |
| Maçonnerie. — Pierre de taille............. | 3,20 | 33,728 | 107,93 | | | |
| —        Moellons ordinaires.......... | 97,63 | 13,81 | 1348,27 | | | |
| | m2 | | | | | |
| Parement. — Pierre de taille............... | 4,02 | 4,22 | 19,20 | | | |
| —        Moellons ordinaires.......... | 37,52 | 2,60 | 97,53 | | | |
| | m3. | | | | | |
| Cintres...................... | 4,70 | 49,20 | 231,24 | | | |
| Transformation du pont. — Démolition des naissances. — Achèvement de la maçonnerie.... | » | » | 1578,52 | | | |
| Tablier en fer...................... | » | » | 5858,40 | | | |
| Platelage ...................... | » | » | 921,25 | | | |
| Fer pour platelage et consolidation des culées.. | » | » | 252,47 | | | |
| Échafaudage ...................... | » | » | 78,23 | | | |
| Dépense totale en élévation............ | | | f. 10493,04 | f. 490,00 | f. 115,00 | |
| **III. — Dépenses diverses.** | | | f. | | | |
| Massifs en pierres sèches dans les culées...... | » | » | 204,87 | | | |
| Sommes diverses ...................... | » | » | 119,59 | | | |
| Indemnité de terrain................... | » | » | 50,00 | | | |
| Total des dépenses diverses............ | | | f. 374,46 | f. 18,00 | f. 4,00 | |
| Total général des dépenses............ | | | f. 12563,97 | f. 587,00 | f. 138,00 | |

# PONT BIAIS DE 6ᵐ00 D'OUVERTURE

*sur le canal des usines de Frémonville.*

### Elévation.

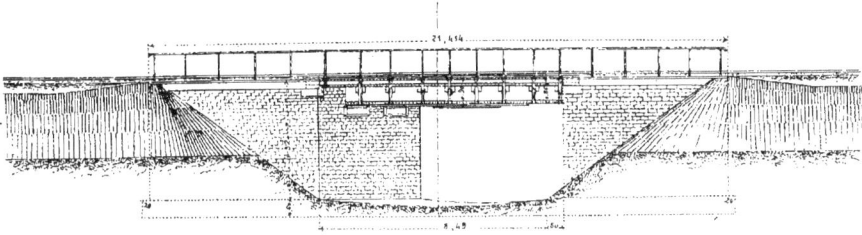

### Plans.

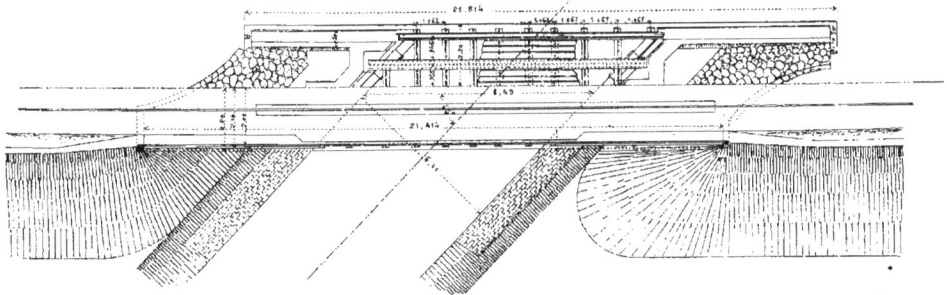

### Coupe en long.

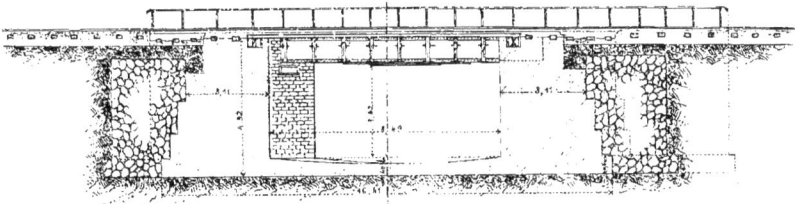

### Coupe en travers.

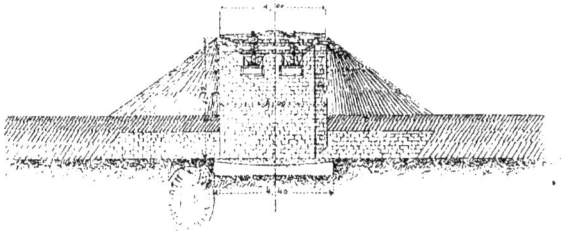

*Echelle de 0ᵐ005 pour 1 mètre.*

# PONT DE 4ᵐ,00 D'OUVERTURE,

## Sur le ruisseau du Val.

———

Cet ouvrage est droit et se trouve établi sur le lit du ruisseau du Val ; il sert tant au passage de la ligne ferrée qu'à celui d'un chemin latéral de 6 mètres de largeur.

Il est entièrement construit en maçonnerie ordinaire de moellons de grès bigarré, à l'exception des rampants et du couronnement qui sont en pierre de taille également de grès bigarré de Cirey et du Val.

La chaux hydraulique provient des fours de Hochfelden ; le sable employé provenait d'un dépôt de gravier qui se trouve sur la limite, vers Frémonville, du territoire de Cirey, et qui est traversé par le chemin de fer.

Les moellons proviennent d'une carrière ouverte sur le versant gauche de la vallée, à environ 200 mètres de l'ouvrage.

La chaux vive, rendue sur place, a coûté 25 francs le mètre cube.

Les moellons, rendus à pied d'œuvre, ont coûté environ 2 fr. le mètre cube.

Le sable, rendu à pied d'œuvre, a coûté environ 7 fr. le mètre cube.

Les maçons étaient payés à raison de 0 fr. 35 l'heure ; les manœuvres étaient payés en moyenne à raison de 0 fr. 28 c. l'heure.

## RÉSUMÉ DES DÉPENSES.

| OBJET DES DÉPENSES. | QUANTITÉS. | PRIX de l'unité. | DÉPENSE totale. | Dépense par mètre courant de longueur. | Dépense par mètre carré d'élévation. | OBSERVATIONS. |
|---|---|---|---|---|---|---|
| **I. — Fondations.** | m3 | f. | f. | | | La surface |
| Déblais à la pelle ou à la pioche............. | 477,36 | 0,66 | 315,06 | | | de l'élévation est |
| Maçonnerie (moellons bruts des déblais)....... | 46,54 | 11,17 | 519,85 | | | de 21m2,42. |
| — (moellons bruts des carrières)..... | 104,30 | 13,81 | 1440,38 | | | La longueur totale |
| Enrochements ou perrés (moellons bruts) ..... | 153,91 | 2,64 | 406,32 | | | de l'ouvrage est |
| Épuisements........................... | » | » | 71,41 | | | de 33m,766. |
| Dépense totale en fondations ........... | | | f. 2753,02 | f. 81,00 | f. 129,00 | |
| **II. — Élévation.** | m3 | f. | f. | | | |
| Maçonnerie. — Pierre de taille............. | 3,01 | 33,73 | 101,53 | | | |
| — — Moellons ordinaires ......... | 51,09 | 13,81 | 3024,64 | | | |
| — — Id. — pour voûte. | 148,09 | 15,66 | | | | |
| Parements vus. — Pierre de taille.......... | m2 13,22 | 4,22 | 55,79 | | | |
| — — Moellons ordinaires....... | 233,86 | 1,58 | 369,50 | | | |
| Chape en bitume..................... | 144,03 | 5,28 | 760,48 | | | |
| Cintres..................... | m2 152,78 | 3,52 | 537,79 | | | |
| Dépense totale en élévation............. | | | f. 4849,73 | f. 144,00 | f. 226,00 | |
| **III. — Dépenses diverses.** | m3 | f. | f. | | | |
| Massifs en pierres sèches (moellons des déblais). | 6,00 | 3,96 | 23,76 | | | |
| — Id. — — id. — . | 102,00 | 2,79 | 284,58 | | | |
| Reprise de terres et roulage à la brouette..... | » | » | 1306,84 | | | |
| Total des dépenses diverses............. | | | f. 1615,18 | f. 48,00 | f. 75,00 | |
| Total général des dépenses.................. | | | f. 9217,93 | f. 273,00 | f. 430,00 | |

# PONT DE 4ᵐ00 D'OUVERTURE,

## sur le Ruisseau du Val.

### Élévation.

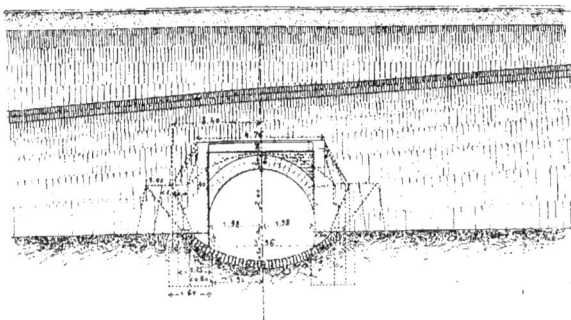

### Plans.

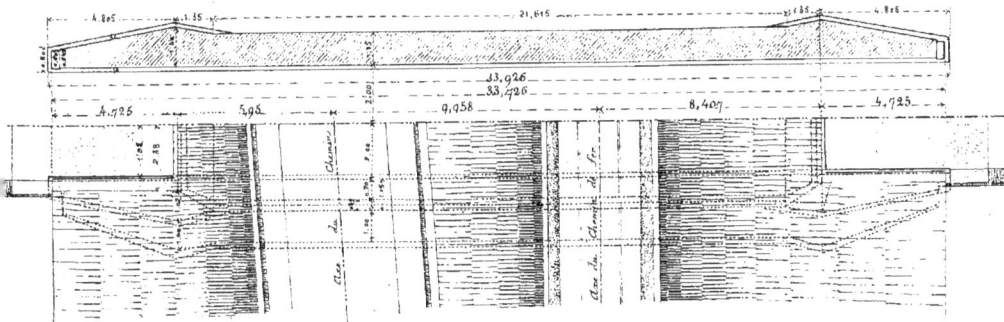

### Coupe longitudinale.

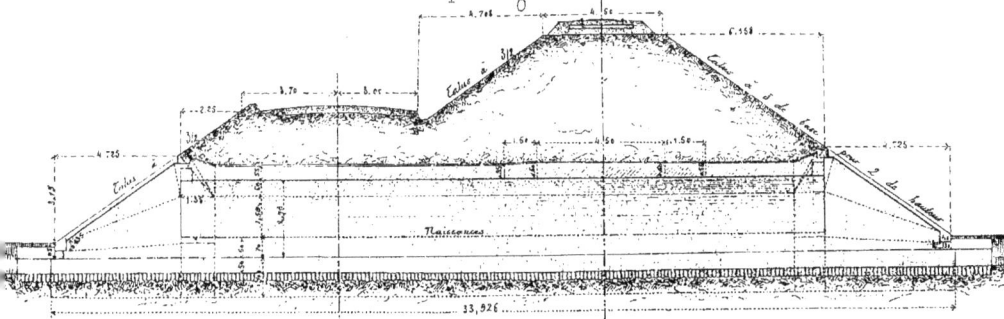

### Coupe transversale.

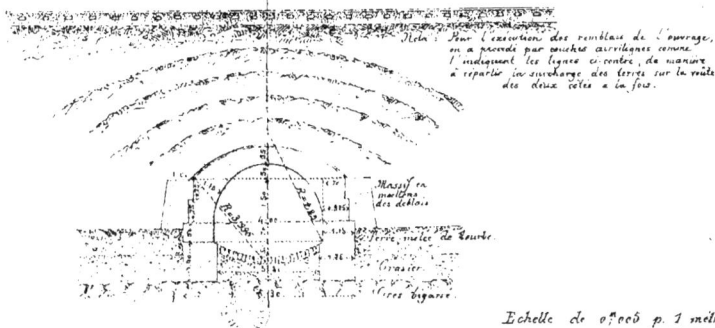

Echelle de 0ᵐ005 p. 1 mètre.

A. Barbier, aut. à Nancy.

# PONT DE 3ᵐ,00 D'OUVERTURE,

## Sur le canal de fuite du moulin à plâtre, à Cirey.

Cet ouvrage est construit sur une dérivation du ruisseau du Val, dont les eaux mettent en mouvement l'usine de la manufacture des glaces de Cirey. Cette dérivation est traversée par le chemin de fer avec un biais de 52°. Le pont sert à la fois à la ligne ferrée et à un chemin latéral de 6 mètres de largeur.

L'appareil adopté pour la construction de la voûte est l'appareil hélicoïdal sur 2 mètres environ à partir des têtes et sur le restant de la longueur, l'appareil droit ordinaire raccordé en arc de cercle avec le premier.

Des vides laissés dans la voûte, parallèlement aux têtes, séparaient entièrement les parties différemment appareillées, afin de laisser, lors du décintrement, le travail se faire isolément dans chacune de ces parties.

Le tassement a été insensible au décintrement. Chacun des vides a été comblé en douelle avec un moellon de voûte, et le reste en béton de mortier hydraulique bien damé, afin de remplir parfaitement les vides provisoirement laissés.

Les fondations de l'ouvrage sont établies sur des bancs de grès bigarré que l'on a rencontrés à environ 30 centimètres en contre-bas du lit.

Le pont est entièrement construit en maçonnerie ordinaire de moellons de grès bigarré, à l'exception des tablettes et des crossettes qui sont en pierre de taille de grès bigarré de Cirey et du Val.

La chaux hydraulique provenait des fours de Hochfelden ; le sable provenait d'un dépôt de gravier qui se trouve sur la limite, vers Frémonville, du territoire de Cirey, et qui est traversé par le chemin de fer.

Les moellons proviennent d'une carrière de grès bigarré ouverte sur le versant gauche de la vallée, à environ 200 mètres de l'ouvrage.

La chaux vive, rendue sur place, a coûté 25 francs le mètre cube.

Les moellons, rendus à pied d'œuvre, ont coûté environ 2 francs le mètre cube.

Le sable, rendu à pied d'œuvre, a coûté environ 7 francs le mètre cube.

Les maçons étaient payés à raison de 0 fr. 35, et les manœuvres, en moyenne, à 0 fr. 28 l'heure.

## RÉSUMÉ DES DÉPENSES.

| OBJET DES DÉPENSES. | QUANTITÉS. | PRIX de l'unité. | DÉPENSE totale. | Dépense par mètre courant de longueur. | Dépense par mètre carré d'élévation. | OBSERVATIONS. |
|---|---|---|---|---|---|---|
| **I. — Fondations.** | mc | f. | f. | | | La surface |
| Maçonnerie de moellons bruts............... | 20,00 | 14,36 | 287,20 | | | de l'élévation est |
| Fouilles............................... | 128,09 | 1,06 | 135,78 | | | de 51m2,30. |
| Dépense totale en fondations.......... | | | f. 422,98 | f. 29,00 | f. 8,00 | La longueur moyenne de l'ouvrage est de 14m,70. |
| **II. — Élévation.** | mc | f. | f. | | | |
| Maçonnerie de pierre de taille............... | 4,20 | 34,10 | 143,22 | | | |
| — de moellons ordinaires.......... | 138,00 | 14,36 | 1981,68 | | | |
| Parement vu de moellons ordinaires......... | mq 230,00 | 1,60 | 368,00 | | | |
| Maçonnerie ordinaire de voûte.............. | 68,00 | 16,60 | 1128,80 | | | |
| Parement vu de pierre de taille............. | mq 17,00 | 4,27 | 72,59 | | | |
| Cintres............................ | mq 69,00 | 2,00 | 138,00 | | | |
| Chape en bitume...................... | mq 68,70 | 5,05 | 345,93 | | | |
| Dépense totale en élévation............. | | | f 4178,22 | f. 284,00 | f. 82,00 | |
| **III. — Dépenses diverses.** | | | | | | |
| Murs à pierres sèches avec moellons des déblais contre les culées du pont.................. | m3 50,00 | f. » | f. 150,00 | | | |
| Batardeaux, perrés...................... | » | » | 200,00 | | | |
| Total des dépenses diverses............ | | | f. 350,00 | f. 24,00 | f. 7,00 | |
| Total général des dépenses.................. | | | f. 4951,20 | f. 337,00 | f. 97,00 | |

# PONT DE 3ᵐ00 D'OUVERTURE,

*sur le Canal de fuite du moulin à plâtre de Cirey.*

## Elévation.

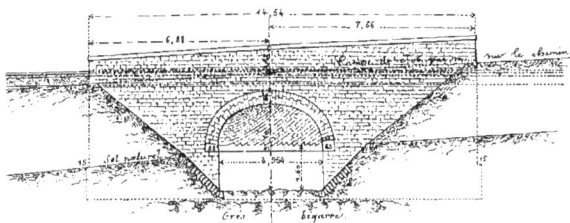

## Plans.

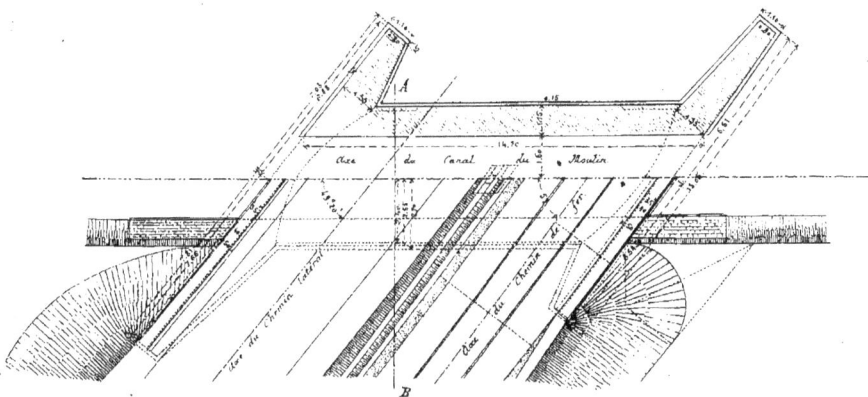

## Coupe en long.

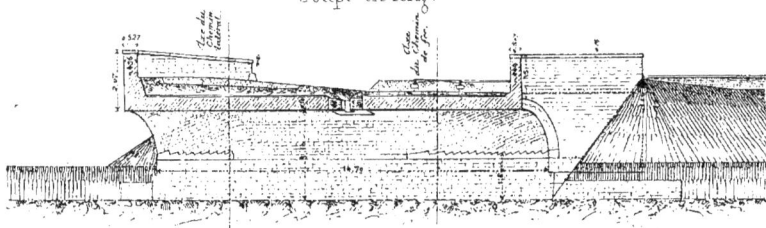

## Coupe suivant *AB*.

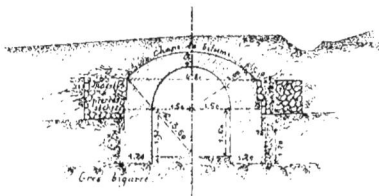

Echelle de 0ᵐ005 pour 1 mètre.

A. Barbier, arch.ᵗ à Nancy.

# PASSAGE SUPÉRIEUR

Sur le chemin d'intérêt commun n° 48, de Cirey à Saint-Sauveur.

La voûte, construite entièrement en moellons ordinaires, suivant l'appareil hélicoïdal, repose sur un massif de béton de 1 mètre d'épaisseur, dans lequel ont été moulés des redans qui reçoivent les premiers moellons de la voûte appareillés comme il est dit ci-dessus.

Les cintres reposaient en partie sur le massif de la tranchée qui n'avait pas été déblayée entièrement sous l'ouvrage ; une galerie ouverte au milieu du massif permettait le passage des wagons de l'atelier de terrassements.

La voûte est restée 25 jours sur cintres ; elle n'était pas divisée en zones parallèles aux têtes ; aucun mouvement n'a eu lieu lors du décintrement.

Tout l'ouvrage est construit en moellons ordinaires de grès bigarré, à l'exception des tablettes du parapet qui sont en pierre de taille du Val.

La chaux provenait des fours de Hochfelden ; le sable employé provenait d'un dépôt de gravier qui se trouve sur la limite des territoires de Frémonville et de Cirey, et qui est traversé par le chemin de fer.

Les moellons proviennent d'une carrière ouverte sur le versant gauche de la vallée du Val, à environ 400 mètres de l'ouvrage.

La chaux vive, rendue sur place, a coûté 25 francs le mètre cube.

Les moellons, rendus à pied d'œuvre, ont coûté environ 2 francs le mètre cube.

Le sable, rendu à pied d'œuvre, a coûté 7 francs le mètre cube.

Les maçons étaient payés à raison de 0 fr. 35, et les manœuvres, en moyenne, à 0 fr. 28 c. l'heure.

## RÉSUMÉ DES DÉPENSES.

| OBJET DES DÉPENSES. | QUANTITÉS. | PRIX de l'unité. | DÉPENSE totale. | Dépense par mètre courant de longueur. | Dépense par mètre carré d'élévation. | OBSERVATIONS. |
|---|---|---|---|---|---|---|
| **I. — Fondations.** | mc | f. | f. | | | La surface de l'élévation est de 100m2,90. La longueur moyenne de l'ouvrage est de 19m,77. |
| Fouilles......................... | 770,00 | 1,77 | 900,90 | | | |
| Béton.......................... | 54,00 | 13,75 | 742,50 | | | |
| Dépense totale en fondations.......... | | | 1643,40 | 83,00 | 16,00 | |
| **II. — Élévation.** | mc | f. | f. | | | |
| Maçonnerie de moellons ordinaires.......... | 291,70 | 14,62 | 4264,65 | | | |
| Maçonnerie de pierre de taille.............. | 2,18 | 34,10 | 74,34 | | | |
| Parement vu de moellons ordinaires.......... | mq 308,74 | 1,60 | 493,98 | | | |
| Parement vu de pierre de taille.............. | mq 27,30 | 4,27 | 116,57 | | | |
| Chape en bitume...................... | mq 57,40 | 5,05 | 289,87 | | | |
| Cintres.............................. | » | » | 836,00 | | | |
| Dépense totale en élévation............ | | | 6075,41 | 308,00 | 60,00 | |
| **III. — Dépenses diverses.** | | | f. | | | |
| Passage provisoire, éclairage, clôtures, etc.... | » | » | 200,00 | | | |
| Bornes butte-roues........................ | » | » | 100,00 | | | |
| Caniveaux pavés......................... | » | » | 100,00 | | | |
| Perrés aux abords de l'ouvrage........ .... | » | » | 100,00 | | | |
| Total des dépenses diverses.......... | | | 500,00 | 25,00 | 5,00 | |
| Total général des dépenses.................. | | | 8218,81 | 416,00 | 81,00 | |

# PASSAGE SUPÉRIEUR

*sur le chemin d'intérêt commun N.º 48, de Cirey à St. Sauveur.*

## Élévation, suivant AB du plan.

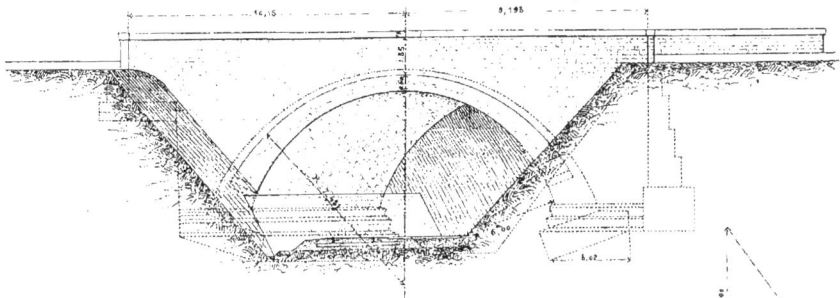

## Plans.

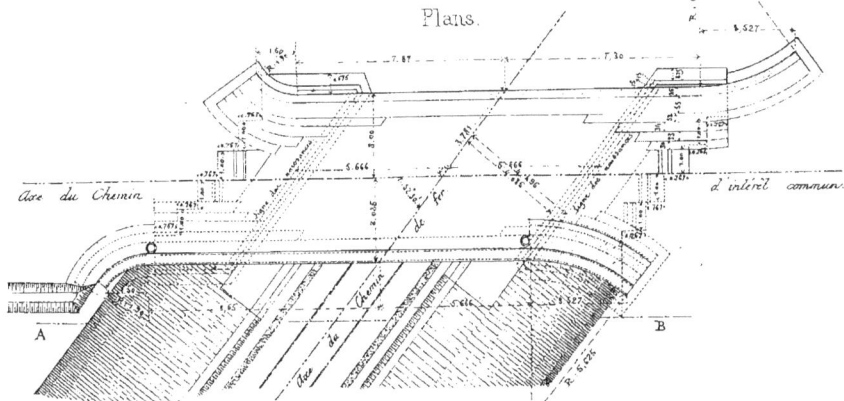

Axe du Chemin

d'intérêt commun.

A      B

## Coupe longitudinale.

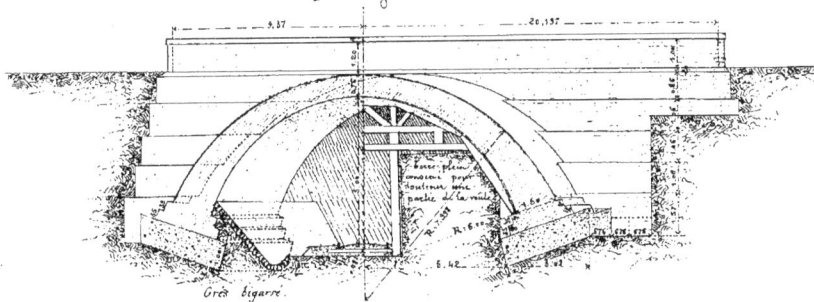

Grès bigarré.

## Coupe transversale.

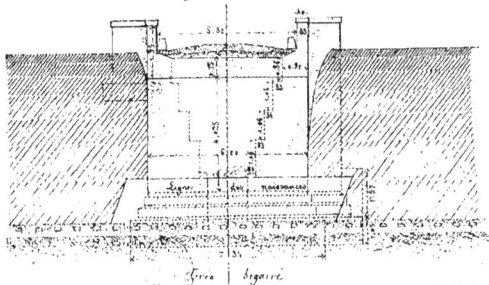

Grès bigarré.

*Échelle de 0,″006 pour 1 mètre.*

*A. Barbier, arch.te à Nancy.*

# CHAPITRE VIII.

## BALLASTAGE ET POSE.

**Ballastage.** — Sur un cube total de ballast de. . . . . . . . . . . . . . . . . . . 34475$^{mc}$
il a été pris dans la gravière de Chaufontaine, située près de Lunéville et appartenant à
la Compagnie de l'Est. . . . . . . . . . . . . . . . . . . . . . . . . . . . . . 12165$^{mc}$
    La ballastière de Frémonville, ouverte par la Compagnie de Circy et située au bord
de la ligne, a fourni . . . . . . . . . . . . . . . . . . . . . . . . . . . . . . 19340$^{mc}$
de gravier de très-bonne qualité.
    Enfin, on a employé. . . . . . . . . . . . . . . . . . . . . . . . . . . . . . 2970$^{mc}$
de calcaire muschelkalk, approvisionné dans les terrains avoisinant la ligne et cassé à l'anneau
de 0$^m$,06.
    Entre l'origine du chemin de fer et le point 10$^k$,200, sauf la partie ballastée en pierres cassées,
on s'est servi concurremment de ballast de Chaufontaine et de ballast de Frémonville ; le premier
est en proportion à peu près double du second.
    Sur le reste de la ligne on a employé exclusivement du ballast de Frémonville.
    Celui de Chaufontaine a coûté 3$^f$,48 le mètre cube en œuvre.
    Le prix du ballast de Frémonville est de 3$^f$,38 par mètre cube en œuvre.
    La partie de la voie, ballastée en pierres cassées, est située du côté de Gogney, entre les
points 4$^k$,500 et 7$^k$,000 ; ce ballast est revenu en moyenne à 2$^f$,90 le mètre cube en œuvre ; la
lenteur du cassage, provenant du manque de main-d'œuvre, n'a pas permis d'en employer
davantage.

### CUBE ET PRIX.

| CUBE de BALLAST. | DÉPENSE. | PRIX par MÈTRE CUBE. | CUBE par MÈTRE COURANT de ligne. | LONGUEUR totale DES VOIES. | PRIX | |
|---|---|---|---|---|---|---|
| | | | | | par MÈTRE COURANT de voie. | par KILOMÈTRE de ligne. |
| 34475$^{mc}$ | 116316$^f$,20 | 3$^f$,37 | 1$^{mc}$,91 | 19190$^m$ | 0$^f$,06 | 6435$^f$ |

**Pose.** — La pose s'est effectuée en deux chantiers, le premier entre Avricourt et Blâmont,
le second entre Blâmont et Circy.
    Les rails et le petit matériel ont été amenés à pied d'œuvre par des trains circulant sur la voie
posée sur terre ; les traverses ont été livrées soit en gare d'Avricourt, soit sur des lieux de dépôt
à proximité des travaux.

La pose des voies de fer, y compris celle des changements, croisements, etc, a coûté 43514ᶠ,50ᶜ, soit par mètre courant de voie . . . . . . . . . . . . . . . . . . . . . . . 2ᶠ,27ᶜ, soit par kilomètre de ligne . . . . . . . . . . . . . . . . . . . . . . . 2407ᶠ,00ᶜ.

**Dépense totale du ballastage et de la pose.** — La dépense totale du ballast et de la pose a été de . . . . . . . . . . . . . . . . . . . . . . . 159830ᶠ,70ᶜ, soit, par kilomètre de ligne, de . . . . . . . . . . . . . . . . . . . . 8842ᶠ,00ᶜ.

# CHAPITRE IX.

## MATÉRIEL DE VOIE ET MATÉRIEL FIXE.

### Principaux marchés de fournitures.

| OBJET. | FOURNISSEURS. | DATES des MARCHÉS. | UNITÉ. | PRIX. | LIEUX DE LIVRAISON. |
|---|---|---|---|---|---|
| Traverses en sapin de la Baltique, créosotées ...... | Burt, Boulton et Hogwood. | 23 juillet 1868. | La pièce. | f. 4,45 | Gare d'eau de Moussey située sur le canal de la Marne au Rhin et contiguë à une station du chemin de fer d'Avricourt à Dieuze. — (On a acheté 3000 de ces traverses.) |
| Idem....... | Paul Hamman, à Anvers. | 20 octobre 1868. | Idem. | 3,80 | Gare d'eau de Moussey ou station d'Avricourt. — (On a acheté 7000 traverses Hamman.) |
| Traverses en chêne. | Eugène Chevandier et de Prailly. | 6 octobre 1868, 4 novemb. 1868, 10 janvier 1869. | Le mètre cube. | 60,00 62,00 62,00 | Divers lieux de dépôt le long et à proximité de la ligne. |
| Idem....... | Compagnie des glaces de Cirey. | Idem. | Idem. | 60,00 63,00 63,00 | Idem et gare d'eau de Moussey. |
| Rails en fer du type Vignole......... | Le fils de François de Wendel et Cie. | 20 octobre 1868. | La tonne. | 202,50 | Gare d'eau de Moussey ou station d'Avricourt. |
| Éclisses........... | Adolphe Leclercq, à Trith-Saint-Léger. | Idem. | Idem. | 213,30 | Station d'Avricourt. |
| Boulons pour éclisses | Labbé, à Gorcy. | Idem. | Idem. | 379,00 | Idem. |
| Platines de joint ... | Le fils de François de Wendel et Cie. | Idem. | Idem. | 240,00 | Idem. |
| Tirefonds galvanisés | Labbé, à Gorcy. | Idem. | Idem. | 399,50 | Idem. |
| Réservoir en tôle .. | Usine de Graffenstaden. | 29 octobre 1869. | Les cent kilogrammes | 57,00 | Station d'Avricourt. |

Les changements et croisements de voie ont été fournis par la Compagnie de l'Est sur factures et sont du type Vignole-Est.

**Système de voie.** — La voie est formée de rails à patin éclissés (système Vignole) avec plaques de joint. Les rails sont en fer et pèsent 30 kilogrammes par mètre courant ; ils ont 6 mètres de longueur et sont fixés par des tirefonds galvanisés sur des traverses.

La largeur de la voie entre les bords intérieurs des champignons est de 1m,447.

Le profil transversal du ballast est celui ci-après, et les principales dimensions adoptées pour ce profil sont les suivantes :

Épaisseur du ballast sous la traverse . . . . . . . . . . . . . . . . . 0m,18

Épaisseur de la traverse . . . . . . . . . . . . . . . . . . . . . 0m,13

Épaisseur du ballast sur l'axe de la traverse . . . . . . . . . . . 0m,05

Hauteur total du rail au-dessus de la plate-forme sur l'axe . . . . . 0m,42

Hauteur du rail . . . . . . . . . . . . . . . . . . . . . . . . . 0m,113

Largeur du rail { Champignon . . . . . . . . . . . . . . . . . . 0m,058

{ Patin . . . . . . . . . . . . . . . . . . . . . . . . 0m,095.

TYPE DU RAIL VIGNOLE DE LA LIGNE DE CIREY.

Coupe transversale

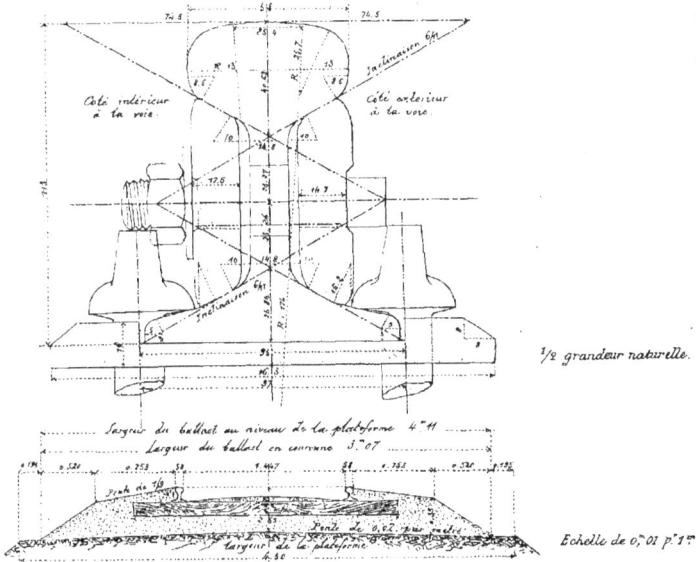

Le surhaussement considérable donné au rail extérieur dans les courbes a augmenté notablement le cube effectif du ballast par rapport au profil normal.

Les traverses sont partie en chêne, partie en sapin du Nord créosoté. Le chêne a été exclusivement employé dans les courbes ; le sapin, à raison de sa prédisposition à se fendre, n'a été posé que dans les alignements droits.

Les voies en rails Vignole sont placées avec traverses aux joints ; on a employé 5 traverses intermédiaires pour les alignements droits et pour les courbes de plus de 300 mètres de rayon. Pour les courbes de 300 mètres et au-dessous, le nombre des traverses intermédiaires est de 6.

En raison de la tendance que, dans les courbes de petit rayon, les tire-fonds extérieurs de la file extérieure de rails ont à se déverser en maculant le bois, on a placé sur un certain nombre de traverses intermédiaires un tire-fond supplémentaire à l'extérieur de la file de rails du grand rayon. Cette disposition n'est adoptée que pour les courbes de 600 mètres et au-dessous.

Dans les courbes le rail extérieur présente, par rapport au rail intérieur, un surhaussement (S) calculé par la formule

$$S = \frac{20 + 0{,}012\,V^2}{R} ;$$

V étant la vitesse de marche exprimée en kilomètres à l'heure et R le rayon de la courbe en mètres.

La valeur de V varie entre 0 (traversée des gares) et un maximum de 45 kilomètres applicable à l'accélération notable que peuvent prendre les trains à la descente.

Pour une courbe de 300 mètres, par exemple, et une vitesse de 45 kilomètres, la valeur du surhaussement est de 0m,148.

Ces divers éléments sont inscrits sur des planches portées par des poteaux placés au commencement et à la fin de chaque courbe.

Dans les voies de service et de garage des stations de Blâmont et de Cirey, on a utilisé d'anciens rails du type Paris-Strasbourg, à double champignon symétrique, du poids de 37k par mètre courant.

## Prix de la voie.

| DÉSIGNATION DES MATÉRIAUX. | POIDS de LA PIÈCE. | PRIX de LA PIÈCE. | MONTANTS. |
|---|---|---|---|
| **1° Voie normale en alignement droit.** *Une travée de 6 mètres.* | | | |
| 12 mètres de rails............................ | 30k,00 | 6 f. 07 c. | 72 f. 84 c. |
| 1 traverse de joint, en sapin créosoté, compris frais de sabotage et de préparation.................... | 1 par mètre. | 4 60 | 4 60 |
| 5 traverses intermédiaires, en sapin créosoté, id........ | 5 id. | 4 60 | 23 » |
| 4 éclisses.................................. | 3k,67 | » 78 | 3 12 |
| 8 boulons d'éclisses........................... | 0k,29 | » 11 | » 88 |
| 2 platines de joint............................ | 1k,72 | » 41 | » 82 |
| 28 tire-fonds galvanisés.................. ......... | 0k,33 | » 13 | 3 64 |
| Total............................... | | | 108 90 |
| Prix du matériel pour un mètre de voie normale en alignement droit...... | | | 18 f. 15 c. |
| **2° Voie normale en courbe de 300 mètres.** *Une travée de 6 mètres.* | | | |
| 12 mètres de rails......... .................. | 30k | 6 f. 07 c. | 72 f 84 c. |
| 1 traverse de joint, en chêne, frais de sabotage et de préparation compris.............. Équarrissage. | 0m,26 / 0m,13 | 5 95 | 5 95 |
| 6 traverses intermédiaires en chêne, id... Id...... | 0m,19 / 0m,13 | 4 50 | 27 » |
| 4 éclisses................................... | 3k,67 | » 78 | 3 12 |
| 8 boulons d'éclisses........................... | 0k,29 | » 11 | » 88 |
| 2 platines de joint............................ | 1k,72 | » 41 | » 82 |
| 38 tire-fonds galvanisés........................ | 0k,33 | » 13 | 4 94 |
| Total............................... | | | 115 55 |
| Prix du matériel pour un mètre de voie normale en courbe........... | | | 19 f. 26 c. |

## État des dépenses du matériel de voie et du matériel fixe.

| QUANTITÉS. | OBJET. | PRIX. | MONTANTS. | DÉPENSE par kilomètre DE LIGNE. |
|---|---|---|---|---|
| 18 074m 50 | Mètres de voie principale....................... | | 393 011 f. » c. | 21 744 f. » c. |
| 1 115 50 | Mètres de voies de service et de garage (400 mètres à Blâmont et 715m,50 à Cirey)................................ | 20 f. 48 c. (le mètre). Prix supérieur à ceux ci-dessus à cause de la quantité assez considérable de matériel restée en approvisionn¹. | | |
| 19 190m » | | | | |
| 12 | Changements Vignole (4 à Blâmont, 8 à Cirey).......... | 1 163 f. » | 13 956 » | 772 » |
| 5 | Plaques tournantes de 3m,50 (2 à Blâmont, 3 Cirey)....... | 1 590 » | 7 950 » | 440 » |
| 2 | Alimentations (Blâmont, Cirey)....................... | 3 241 » | 6 482 » | 359 » |
| 1 | Grue de chargement (à Cirey)..................... | 4 510 » | 4 510 » | 250 » |
| 2 | Ponts à bascule de 20 tonnes (1 à Blâmont, 1 à Cirey)...... | 2 250 » | 4 500 » | 249 » |
| Totaux................................ | | | 430 409 f. » | 23 814 f. » |

**Détails relatifs aux alimentations.** — A Blâmont, on n'a établi qu'un réservoir de secours, d'une capacité de 4 mètres, consistant dans une cuve en tôle couverte et montée sur chevalet en charpente : ce réservoir est destiné à parer aux éventualités qui se rattachent aux fortes déclivités. L'eau provient d'une conduite qui alimente le château de Blâmont : la Compagnie a acquis le droit de prendre les eaux de cette conduite pendant un intervalle quotidien de 8 heures, en payant au propriétaire une redevance totale de 250 francs pour 6 ans, durée de la convention.

Le réservoir de Cirey est en tôle et a une capacité de 24 mètres cubes ; il est établi dans la remise de locomotives, au-dessus de deux petites annexes. L'eau provient d'une source achetée par la Compagnie et située dans un pré, à droite de la ligne, à une altitude suffisante. Il existe 2 grues hydrauliques dans la gare de Cirey.

La dépense ci-dessus de 6482 francs, se décompose ainsi qu'il suit :

| | | |
|---|---|---|
| Cirey..... | Réservoir en tôle. . . . . . . . . . . . . . . . . . . . . . 1307ᶠ » | |
| | Deux grues hydrauliques à 1217 francs l'une. . . . . . . . . . 2434ᶠ » | |
| | Tuyaux en grès de 0ᵐ,04 de diamètre intérieur sur 450 mètres de longueur. . . . . . . . . . . . . . . . . . . . . . . . . 1077ᶠ » | 5760ᶠ » |
| | Tuyaux en fonte de 0ᵐ,135 de diamètre dans la gare sur 700 mètres de longueur. . . . . . . . . . . . . . . . . . . . . 880ᶠ » | |
| | Dépenses diverses pour tuyaux en plomb, robinets, etc. . . . 62ᶠ » | |
| Blâmont. | Cuve et chevalet. . . . . . . . . . . . . . . . . . . . . 372ᶠ » | |
| | Tuyaux en grès de 0ᵐ,04 de diamètre intérieur sur 70 mètres de longueur. . . . . . . . . . . . . . . . . . . . . . . . . . 148ᶠ » | 722ᶠ » |
| | Tuyaux en fonte de 0ᵐ,04 de diamètre intérieur sur 30 mètres de longueur. . . . . . . . . . . . . . . . . . . . . . . . . . 120ᶠ » | |
| | Dépenses diverses pour tuyaux en plomb, robinets, etc. . . . . 82ᶠ » | |

Total égal. . . . . . . . . . . . . . . 6482ᶠ »

# CHAPITRE X.

## BATIMENTS.

**Tableau des stations et haltes.** — Le nom de *station* s'applique aux stations qui sont destinées à la fois aux voyageurs et aux marchandises ; le nom de *halte*, à celles qui ne sont ouvertes qu'au service des voyageurs.

| NUMÉROS D'ORDRE. | DISTANCES des STATIONS ET HALTES d'après le chaînage officiel. | | NOMS des STATIONS ET HALTES. | LOCALITÉS de MÊME NOM desservies. | | POPULATION des autres localités desservies dans un rayon de 7k. | CHIFFRE total de la population desservie par la station, ou halte. |
|---|---|---|---|---|---|---|---|
| | A partir d'Avricourt. | Entr'elles. | | Distance à la station ou halte. | Population | | |
| 1 | » | » | Gare d'Avricourt.................. | ......... | Gare de raccordement. | | |
| 2 | 3 459m,81 | 3 459m,81 | Halte de Foulcrey.............. | 1k,100 | 732h Localité située aujourd'hui dans la région annexée à l'Allemagne ; halte sur le territoire français. | 248h Igney. | 980h |
| 3 | 6 356m,50 | 2 896m,69 | Abri de Gogney.............. | 0k,350 | 248h | 260h Repaix. | 508h |
| 4 | 8 900m,10 | 2 543m,60 | Station de Blâmont.............. | 0k,400 | 2 272h Chef-lieu de canton. | 1 678h Barbas, Verdenal, etc. | 3 950h |
| 5 | 12 407m,50 | 3 507m,40 | Halte de Frémonville .............. | 0k,500 | 719h | 840h Harboué, Vaucenville. | 1 559h |
| 6 | 17 099m,00 | 4 691m,50 | Station de Cirey.............. | 0k,400 | 2 347h Chef-lieu de canton. | 3 814h Bertrambois, Val, etc. | 6 161h |
| | | | Totaux.............. | | 6 318h | 6 840h | 13 158h |

**Système de construction.** — Les haltes de Foulcrey et de Frémonville ne sont ouvertes qu'au service des voyageurs ; elles consistent en une maison de garde, habitée par la famille d'un chef d'équipe ; la femme de celui-ci distribue les billets ; le public est admis dans une des pièces du rez-de-chaussée. La halte de Gogney consiste en un simple abri pour les voyageurs attendant le train : les billets sont distribués par le garde-frein qui dirige le convoi.

Les stations de Blâmont et de Cirey sont ouvertes tant aux voyageurs qu'aux marchandises.

Il n'existe de maison de garde spéciale qu'au passage à niveau de la route nationale nº 4 de Paris à Strasbourg, entre Gogney et Blâmont : cette maison présente le type des haltes de Foulcrey et de Frémonville.

Les divers bâtiments que nous venons d'énumérer, les pavillons d'aisance et les halles à marchandises de Blâmont et de Cirey, ainsi que la remise à locomotives de cette dernière gare, sont construits très-simplement : les murs sont en maçonnerie ordinaire de muschelkalk ou grès bigarré, les soubassements en moellons piqués ; les parements extérieurs des maçonneries sont couverts d'un crépi moucheté.

Le sable provient des carrières de Val et de Cirey et a coûté 5 fr. 50 le mètre cube à pied d'œuvre ; la chaux est hydraulique et provient de Hochfelden ; elle a coûté 28 francs le mètre cube à pied d'œuvre ; le mètre cube de maçonnerie ordinaire a coûté 13 francs ; le mètre cube de maçonnerie de pierre de taille de grès bigarré 37 francs, etc.

## Dépense par station ou halte.

| STATIONS OU HALTES. | DÉSIGNATION DES OUVRAGES. | DÉPENSES | | OBSERVATIONS. |
|---|---|---|---|---|
| | | par ouvrage. | par station ou halte. | |
| Halte de Foulcrey. | Maison de garde......................... | 5084 f. » c. | 5584 f. » c. | |
| | Quai, puits, etc........................ | 500 » | | |
| Abri de Gogney. | Abri.................................. | 650 » | 850 » | |
| | Quai.................................. | 200 » | | |
| Maison de garde près la route nationale n° 4. | Bâtiment............................. | 4990 » | 5280 » | |
| | Puits................................ | 290 » | | |
| Station de Blâmont. | Bâtiment des voyageurs.................. | 10720 » | 24956 » | Fondations coûteuses, bâtiment assis sur voûtes. Quai de 20 mètres de longueur sur 7",10 de largeur. Le trottoir a 50 mètres de longueur à droite du chemin de fer et 160" à gauche, sur 3",50 de largeur ; il est bordé en gazon. |
| | Pavillon des lieux d'aisances............. | 1864 » | | |
| | Halle à marchandises.................... | 7887 » | | |
| | Quai découvert......................... | 1475 » | | |
| | Prise d'eau............................ | 800 » | | |
| | Trottoirs, empierrement des cours, drainages, etc.......................... | 2210 » | | |
| Halte de Frémonville. | Maison de garde........................ | 5478 » | 6068 » | Fondations coûteuses. |
| | Quai, puits, etc........................ | 590 » | | |
| Station de Cirey. | Bâtiment des voyageurs.................. | 10774 » | 43572 » | Quai de 20 mètres de longueur sur 7",10 de largeur. Le prix d'acquisition de la source est de 1500 francs. Chemin d'une longueur de 800 mètres et d'une largeur de 6 mètres : règlement et empierrement. Quais d'une longueur de 175 mètres et d'une largeur moyenne de 25 mèt. ; parement gazonné et perreyé. Trottoir de 50 mètres de longueur sur 3",50 de largeur, bordé en gazon. |
| | Pavillon des lieux d'aisances............. | 1740 » | | |
| | Halle à marchandises.................... | 6932 » | | |
| | Quai découvert......................... | 1520 » | | |
| | Remise à locomotives (pour deux machines). | 10869 » | | |
| | Fosses à piquer le feu................... | 1597 » | | |
| | Prise d'eau............................ | 2080 » | | |
| | Chemin latéral permettant l'accès des quais aux bois............................ | 1900 » | | |
| | Quais aux bois......................... | 3560 » | | |
| | Trottoirs, empierrement des cours, drainages, etc............................ | 2600 » | | |
| | Total de la dépense................... | | 86310 » | |
| | Prix de revient kilométrique................ | | 4775 f. » | |

## Blâmont.

Echelle de 1,005 pour

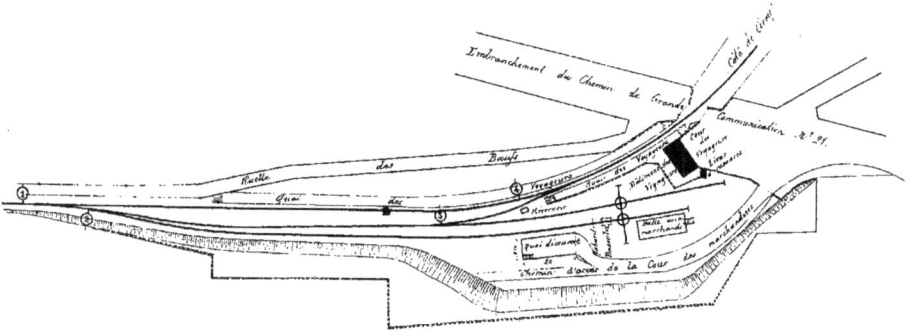

## Cirey.

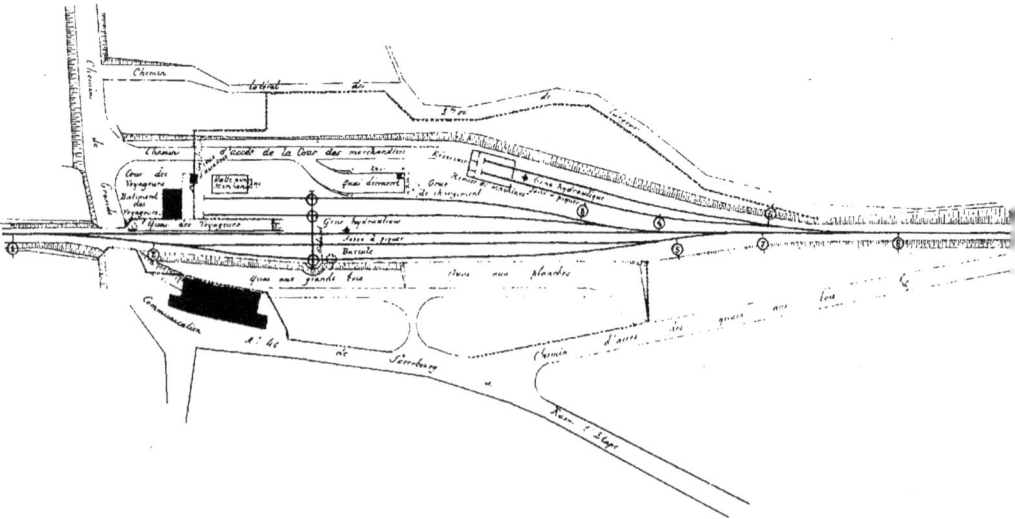

## Tableau du prix de revient de chaque type de bâtiment.

| SURFACE couverte PAR LE SOCLE. | STATIONS et HALTES. | PRIX | | | OBSERVATIONS. |
|---|---|---|---|---|---|
| | | EFFECTIF. | MOYEN. | par MÈTRE CARRÉ. | |

### SERVICE DES VOYAGEURS.
# BÂTIMENT DE STATION.

| 78mq,10 | Blâmont.... Cirey...... | 10720 f. » c. 10774 » | 10747 f. » c. | 137 f. » c. | |

# BÂTIMENT DE HALTE.

| 45mq,60 | Foulcrey... Frémonville. | 5084 f. » c. 5478 » | 5281 f. » c. | 116 f. » c. | La surface couverte par le socle ne comprend pas l'annexe. Fondations coûteuses. |

# ABRI.

| 15mq,54 | Gogney..... | 650 f. » c | 650 f. » c. | 42 f. » c. | |

Suite du Tableau du prix de revient de chaque type de bâtiment.

| SURFACE couverte PAR LE SOCLE. | STATIONS et HALTES. | PRIX | | | OBSERVATIONS. |
|---|---|---|---|---|---|
| | | EFFECTIF. | MOYEN. | par MÈTRE CARRÉ. | |

## PAVILLON DES LIEUX D'AISANCES.

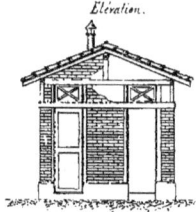

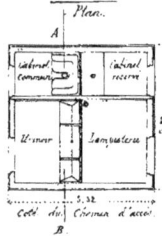

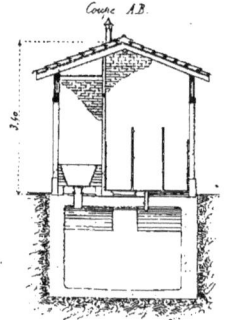

Elévation.  Plan.  Coupe AB.

0<sup>m</sup>008 p<sup>r</sup>m.

| 11m2,02 | Blâmont.... Cirey...... | 1864 f. » c. 1740 » | 1802 f. » c. | 164 f. » c. | |

## HALLE À MARCHANDISES.

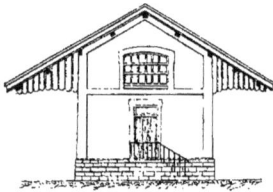

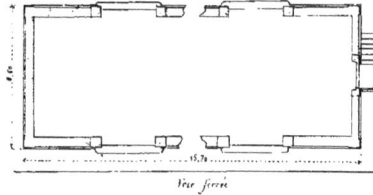

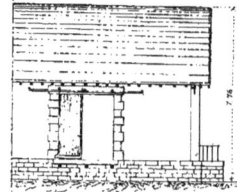

Vue ferrée.

0<sup>m</sup>004 p<sup>r</sup>m.

| 103m2,62 | Blâmont.... Cirey...... | 7887 f. » c. 6932 » | 7409 f. » c. | 72 f. » c. | Fondations coûteuses. |

## REMISE DE LOCOMOTIVES.

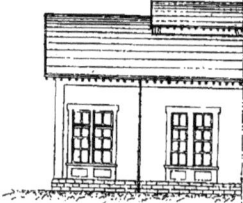

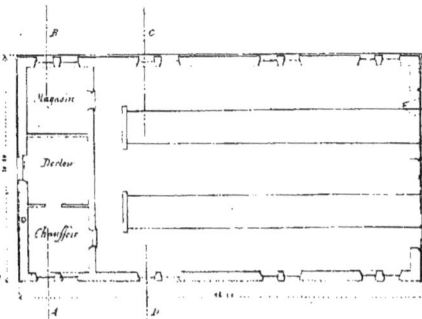

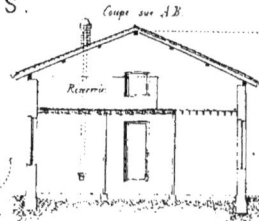

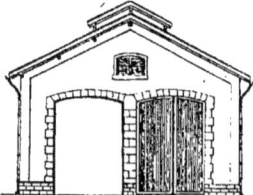

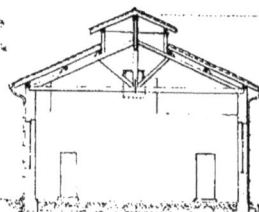

Coupe sur AB.

Coupe sur CD.

0<sup>m</sup>004 p<sup>r</sup>m.

| 186m2,48 | Cirey...... | 10869 f. » c. | 10869 f. » c. | 58 f. » c. | |

# CHAPITRE XI.

## CLOTURES, BARRIÈRES, TÉLÉGRAPHE, DIVERS.

**Clôtures.** Conformément à la latitude laissée par l'article 4 de la loi du 12 juillet 1865 sur les chemins de fer d'intérêt local, la Compagnie a été dispensée, par un arrêté préfectoral du 31 août 1869, de poser en général des clôtures en voie courante; toutefois ces clôtures ont été maintenues aux abords des stations et lieux habités et le long des tranchées de plus de 2 mètres de profondeur, qui auraient pu être dangereuses pour la circulation des chemins latéraux ou pour les personnes et les animaux employés à la culture des champs voisins.

La longueur totale de ces clôtures en voie courante, tant à droite qu'à gauche du chemin de fer, est de 3640 mètres, soit de un dixième seulement de la longueur totale des deux côtés de la ligne. Lesdites clôtures se composent de piquets verticaux ayant une hauteur de 1$^m$,10 au-dessus du sol et espacés entr'eux de 2 mètres ainsi que de trois lisses.

Les stations de Blâmont et de Cirey sont fermées par des clôtures à échalas, qui présentent le type précédent, avec neuf échalas d'un piquet à l'autre.

Des clôtures spéciales et soignées avec poteaux et traverses en chêne et fuseaux en sapin, sont établies aux abords immédiats des bâtiments à voyageurs de ces deux stations; elles ont été fournies et posées par les entrepreneurs Bendler.

Les clôtures à lisses et à échalas sont en essence de châtaignier; les bois ont été fournis en gare d'Avricourt par la maison Tricotel de Paris; la pose a eu lieu en régie.

La dépense des clôtures ressort comme suit :

3640$^m$,00 de clôtures à lisses à 0$^f$,60 le mètre courant . . . . .   2184 f. » c.

850$^m$,00 de clôtures à échalas à 0$^f$,72     id.     . . . . .    612 »

(380 mètres, à Blâmont, — 470 mètres à Cirey).

230$^m$,00 de clôtures spéciales à 8$^f$,00     id.     . . . . .   1840 »

(155 mètres à Blâmont, — 75 mètres à Cirey).

Totaux. . 4720$^m$,00 de clôtures au prix moyen de 0$^f$,98 . . . . . . . . . 4636 »

Dépense kilométrique. . . . . . . . . . . . . . . . .     256 f. » c.

**Barrières.** — Trente-trois passages à niveau sont établis pour assurer le maintien des communications, y compris un passage à niveau particulier à l'usage du propriétaire du château de Blâmont.

Cinq passages seulement sont pourvus de barrières; tous les autres sont établis sans barrières, conformément à la latitude laissée à cet égard par l'article 4 de la loi du 12 juillet 1865.

La répartition des passages à niveau, suivant qu'ils sont ou non pourvus de barrières, a été homologuée par arrêtés préfectoraux des 25 janvier - 25 mai 1869.

A reporter . . . . . . . . . . . . 4636 f. »    256 f. »

Report . . . . . . . . . . . . . . 4636 f. » c.   256 f. » c.

Les voies, à la traversée des passages à niveau, sont munies de contre-rails avec ornières de 0ᵐ,05.

Les cinq passages à niveau, pourvus de barrières, sont établis aux points suivants :

1° Route départementale n° 13, de Bourdonnay à Rambervillers à Avricourt ;

2° Route nationale n° 4, de Paris à Strasbourg, territoire de Blâmont ;

3° Chemin de grande communication n° 21, de Blâmont à Saint-Quirin (ancienne route n° 4), près de la station de Blâmont ;

4° Chemin de grande communication n° 40, de Sarrebourg à Raon-l'Étape, près de la station de Cirey ;

5° Passage particulier à l'usage de M. Duchamp, propriétaire du château de Blâmont.

Le service de ces barrières est fait par les agents des stations d'Avricourt, Blâmont et Cirey, excepté en ce qui concerne le passage à niveau de la route nationale n° 4, pour lequel le service est confié à la femme du chef d'équipe, habitant la maison de garde.

Pour la route départementale n° 13, on a fait usage de barrières roulantes en fer, qui dépendent de la gare de raccordement d'Avricourt.

Les barrières de la route nationale n° 4 et des deux chemins vicinaux n°ˢ 21 et 40 sont à lisse ; les montants sont en chêne, la lisse en pin raboté. La largeur du passage est de 5 mètres pour les chemins et de 6 mètres pour la route.

Le passage à niveau de la propriété de M. Duchamp est muni d'une barrière en chêne de 3ᵐ,50 de largeur, composée de deux vantaux.

Des barrières en chêne de 6 mètres de largeur, composées de deux vantaux, sont établies : 1° à l'entrée de la cour des marchandises de Blâmont ; 2° à l'entrée de la cour des marchandises de Cirey.

La dépense des barrières ressort comme suit :

3 Barrières à lisse, ferrures comprises, à 140 francs l'une . . . . . . . . . . . . . . . . . . . . . 420 f. » c.

1 Barrière à vantaux de 3ᵐ,50, ferrures comprises. . 244 »

2 Barrières à vantaux de 6 mètres, ferrures comprises, à 415 francs l'une. . . . . . . . . . . 830 »

Totaux. 6 Barrières, au prix moyen de 249 francs l'une. . . 1494 »    1494 »    83 »

**Télégraphe.** — Des postes télégraphiques sont établis, en outre de celui d'Avricourt, aux stations de Blâmont et de Cirey. La ligne télégraphique emprunte, autant que possible, les chemins latéraux. L'écartement des poteaux est de 80 mètres, en alignement droit ; la hauteur des poteaux ordinaires est de 6 mètres, celle des poteaux d'exhaussement de 8 mètres. Le fil est de 0ᵐ,003, recuit et galvanisé. Les fournitures ont toutes été faites par la Compagnie de l'Est ; la pose a eu lieu en régie.

La dépense du télégraphe s'établit comme suit :

2 Appareils (à Blâmont et à Cirey) . . . 836 f. » c. ⎫
Poteaux (270 de 6 mètres, 5 de 8 mètres). 1340 » ⎪
Fil de fer de 0ᵐ,003, sur 20,000 mètres . 658 » ⎬ 3147 f. » c.
Poulies, cloches et fournitures diverses. 313 » ⎪
Main-d'œuvre. . . . . . . . . . . . . . . . . . . . 972 » ⎭

Total de la dépense . . . . . 4119 »    4119 »    228 »

A reporter. . . . . . . . . . 10 249 f. » c.   567 f. » c.

Report. . . . . . . . . . . . . . 10249 f. » c.    567 f. » c.

**Signaux fixes.** — Le service se faisant au moyen de trains en navette, des signaux fixes sont inutiles et il n'en a pas été établi sur la ligne proprement dite ; des disques-signaux ont seulement été posés à l'entrée de la gare de raccordement d'Avricourt. La dépense en est comptée plus loin.

**Poteaux indicateurs.** — Les poteaux de pente et les poteaux kilométriques sont en bois, les plaques en fonte. La dépense y relative est de.    598 f. » c.    33 f. » c.

**Constructions provisoires.** — On avait établi à Avricourt et à Frémonville des baraques en planches pour le remisage provisoire des machines et du matériel pendant le ballastage. La dépense correspondante est de . . . . . . . . . . . . . . . . . . . . . . . . . . . . . . . . . . . . . . .    491  »    27  »

Totaux. . . . . . . . . . . . . . 11338 f. » c.    627 f. » c.

# CHAPITRE XII.

## MATÉRIEL ROULANT.

**Composition du matériel roulant.** — Le matériel roulant, qui appartient à la Compagnie locale, et avec lequel la ligne a été exploitée tout d'abord, se compose :

1° De deux machines-tender, du poids de 25 tonnes en charge, avec trois essieux couplés, munies du frein contre-vapeur et d'un frein ordinaire à main. La charge se répartit également sur chacun des essieux ;

2° D'une voiture à voyageurs de cinquante places, composée de cinq compartiments dont l'un est subdivisé en deux par une cloison qui détache quatre places à l'usage de la poste ;

3° D'un fourgon lesté par un plancher en fonte pour le service du frein de queue.

La Compagnie concessionnaire, en raison du développement du nombre des voyageurs, a fait récemment l'acquisition de deux autres voitures.

En cas de besoin la Compagnie de l'Est loue des voitures à voyageurs supplémentaires.

Pour le transport des marchandises on se sert du matériel de l'Est.

Les machines ont été construites à l'usine de Graffenstaden (Bas-Rhin), la voiture et le fourgon dans les ateliers de la Compagnie de l'Est, à la Villette.

**Dépenses.** — Dans la fixation du chiffre de la dépense du matériel roulant, nous ne ferons pas entrer en compte le prix de la deuxième et de la troisième voitures, dont l'acquisition n'a été faite par la Compagnie que deux ans après l'ouverture de la ligne, à titre d'amélioration du service, justifiée par les bons résultats de l'exploitation, et nous nous en tiendrons aux articles figurant au compte de premier établissement, pour ne pas modifier les chiffres déjà publiés dans d'autres documents, savoir :

| | |
|---|---:|
| 2 Locomotives à 30364 fr. 50 c. l'une. . . . . . . . . . . . . . . . . . . . | 60729 f. » c. |
| Voiture à voyageurs. . . . . . . . . . . . . . . . . . . . . . . . . . . . | 7143  94 |
| Fourgon lesté. . . . . . . . . . . . . . . . . . . . . . . . . . . . . . . | 5725  10 |
| Outillage des machines et frais divers. . . . . . . . . . . . . . . . . | 711  19 |
| Total. . . . . . . . . . . . . . . . . . | 74309  23 |
| Dépense kilométrique. . . . . . . . . . . . . . . . . | 4111ᶠ  » |

La deuxième et la troisième voitures, non comprises dans la dépense ci-dessus, ont coûté, l'une 8750 francs et l'autre 8600. Elles comprennent un compartiment de première classe semblable à ceux de l'Est.

# CHAPITRE XIII.

## RÉCAPITULATION GÉNÉRALE DES DÉPENSES.

### Tableau récapitulatif des dépenses faites par la Compagnie.

| NUMÉROS DES ARTICLES | NATURE DES DÉPENSES. | DÉPENSES TOTALES. | DÉPENSES KILOMÉTRIQUES. | OBSERVATIONS. |
|---|---|---|---|---|
| 1 | Personnel et frais généraux ...... | 85 555 f. 21 c. | 4 733 f. » c. | Y compris une gratification de 8000 francs au personnel de la construction et les appointements correspondant à la période du 1ᵉʳ août 1870 au 1ᵉʳ août 1871, pendant laquelle la Compagnie de l'Est n'a pas entretenu la ligne. |
| 2 | Terrains..................... | 205 383 08 | 11 363 » | Y compris tous frais d'acquisition et de personnel. |
| 3 | Terrassements et ouvrages d'art... | 334 924 83 | 18 530 » | Y compris perrés, drainages, réparations des tassements, etc. |
| 4 | Ballastage et pose ............. | 159 830 70 | 8 842 » | |
| 5 | Matériel de voie et matériel fixe.. | 430 409 » | 23 814 » | |
| 6 | Bâtiments.................... | 86 310 » | 4 775 » | |
| 7 | Clôtures, barrières, télégraphe, divers ...................... | 11 338 » | 627 » | La voie de Cirey passe dans la cour des voyageurs de la gare d'Avricourt, pénètre sous la halle aux marchandises, longe le quai découvert et se soude à la ligne de Paris à 1,30ᵐ de l'axe du bâtiment principal. Les travaux de raccordement et d'appropriation de cette gare ont été exécutés par la Compagnie de l'Est, moyennant la somme ci-contre de : .................. 41939ᶠ,95. qui se décompose ainsi qu'il suit : |
| 8 | Raccordement avec la ligne de Paris-Avricourt, à la gare d'Avricourt et frais d'appropriation de cette gare.................. | 41 939 95 | 2 320 » | Élargissement de la plate-forme (remblais).......... 7155ᶠ. Allongement d'un aqueduc .. 000. Rétablissement de la halle ... 2725. Voies de fer, tout compris (600ᵐ de voie).......... 18768. Plaques tournantes (3)..... 0870. Grue hydraulique et accessoires 1772. Disques (2) et accessoires ... 1036. Barrières du P. N. de la R. Dép. N°13 ......... 715. Divers. (Empierrements, clôtures, etc.)........ 2206 95. } 41939ᶠ,95 |
| | Totaux des dépenses pour la construction proprement dite....... | 1 355 090 f. 77 | 75 004 f. » soit 75 000 f. » | |
| | A ajouter pour : | | | |
| 9 | Matériel roulant.............. | 74 309 23 | 4 111 » | |
| 10 | Dépenses de l'Administration centrale ..................... | 28 000 » | 1 549 » | Compte des intérêts des actions et des capitaux jusqu'au jour de l'ouverture de la ligne, insertions dans les journaux, service des titres, enregistrement, frais d'inauguration, etc. |
| | Totaux généraux des dépenses faites par la Compagnie concessionnaire...................... | 1 458 000 f. » | 80 000 f. » | |

Si l'on voulait tenir compte de la valeur des excédants de terrains restés invendus, le total de 1 458 000 francs devrait être ramené à. . . . . . . . . . . . . . . . . . . . . . . 1 450 000 f. » c.

**Dépenses des travaux extérieurs au chemin de fer.** — Conformément au cahier des charges de la concession, la Compagnie n'a eu à s'occuper des travaux de rectification et de déviation des routes et chemins rencontrés, ainsi que de l'établissement des chemins latéraux, que dans les limites des dépendances de la ligne ferrée. En dehors de ces limites, lesdits travaux ont été mis à la charge du département, représenté par le service vicinal en ce qui concerne les chemins; les deux seules routes rencontrées ont été franchies à niveau et ces deux passages n'ont occasionné que des dépenses insignifiantes.

Les dépenses faites par le service vicinal avec le concours des communes, tant en nature qu'en argent, peuvent être évaluées à 4000 francs, soit par kilomètre à 221 francs : les travaux de déviation et de rectification des chemins n'ont eu que très-peu d'importance, et pour les chemins latéraux on s'est contenté d'en niveler la plate-forme à la rencontre des sillons des champs. Le mode de partage des travaux, tel que nous venons de l'indiquer, a été adopté principalement dans le but de ramener à de justes limites les exigences des communes.

**Montant général de la dépense.** — Le montant général et définitif des dépenses, tant à la charge de la Compagnie qu'à la charge du département, est de . . . . . 1 462 000 f. » c.
soit, par kilomètre, de 80 881 francs ou, en nombre rond, de. . . . . . . . . .   80 900   »

# CHAPITRE XIV.

## PREMIERS RÉSULTATS DE L'EXPLOITATION.

**Trafic du chemin de fer.** — La ligne d'Avricourt à Blâmont et à Cirey est d'une faible importance au point de vue du trafic des voyageurs, puisque la population desservie n'est que de 13158 habitants, soit de 730 habitants par kilomètre. Mais cette ligne répond à des intérêts commerciaux et industriels très-importants. La ville de Blâmont est le centre commercial d'un grand nombre de localités de la vallée de la Vezouse; il y existe une taillanderie, des tanneries, etc. La manufacture des glaces de Cirey donne lieu à un trafic annuel de 20000 tonnes; on rencontre une tuilerie à Frémonville, un tissage mécanique à Petit-Mont, etc.; enfin de belles forêts, situées sur les flancs des Vosges et alimentant un grand nombre de scieries, expédient leurs produits à la gare de Cirey par les deux vallées qui descendent du Val et de Châtillon et qui, par leur réunion, forment la Vezouse.

**Mode d'exploitation du chemin de fer.** — La Compagnie de l'Est exploite la ligne de Cirey à prix coûtant, conformément au traité cité plus haut.

Du 26 avril au 10 août 1870 il y a eu quatre trains mixtes par jour dans chaque sens. L'exploitation a été interrompue du 10 août 1870 au 18 septembre 1871, par suite de la guerre. Depuis la reprise du service, à cette dernière date, la Compagnie n'a plus établi que trois trains mixtes journaliers, faisant le service en navette. Il eût été préférable de maintenir, si on l'avait pu, la première organisation, parce que ce n'est qu'avec des trains multipliés qu'on peut, sans augmentation sensible de dépense, arriver à stimuler et à développer le plus possible le déplacement des personnes. Mais les modifications apportées au service de la grande ligne, par suite de la perte de l'Alsace-Lorraine, et les sujétions douanières imposées momentanément à la gare même d'Avricourt par l'autorité allemande, rendent difficile, sinon impossible, le rétablissement des quatre trains dans chaque sens. Il faut espérer que, lorsque la gare actuelle d'Avricourt sera rendue à l'Administration française, on pourra revenir aux premières dispositions.

En 1870 il n'y avait que deux classes de voyageurs, conformément aux stipulations du cahier des charges : les premières répondant aux deuxièmes de l'Est et les deuxièmes assimilées aux troisièmes de l'Est. La Compagnie a été autorisée depuis, par décret du gouvernement, à modifier sur ce point le cahier des charges et à adopter les trois classes en usage sur la grande ligne.

Les trois trains actuels correspondent d'une manière assez satisfaisante avec ceux du réseau de l'Est et du réseau d'Alsace-Lorraine. Les travaux se maintiennent en bon état et l'exploitation se fait régulièrement sans aucun incident.

**Tarifs.** — Les tarifs pour voyageurs sont les mêmes que ceux de la Compagnie de l'Est; les marchandises en petite vitesse sont divisées en quatre classes et tarifées aux taux de 0 fr. 16 c. — 0 fr. 14 c. — 0 fr. 12 c. — 0 fr. 10 c. par tonne et par kilomètre .La Compagnie concessionnaire a très-sagement maintenu, jusqu'à présent, ces tarifs sans réduction et va seulement s'occuper de les diminuer, en raison de la bonne situation qui résulte pour elle du développement du trafic.

**Capital engagé.** — Nous avons dit plus haut que le total général de la dépense faite par la Compagnie pour la construction de la ligne est de. . . . . . . . . . . . . . . 1 458 000 f. » c.

Les subventions allouées étaient les suivantes :

| | | |
|---|---|---|
| État (Ministère des travaux publics). . . . . . . . . . . . . | 344 000 f. » c. | |
| Département. . . . . . . . . . . . . . . . . . . . . . . . . . | 280 000 » | |
| Administration forestière . . . . . . . . . . . . . . . . . . | 25 000 » | |
| Communes et particuliers. . . . . . . . . . . . . . . . . . | 372 540 » | |
| Total. . . . . . . . . . . . . | 1 021 540 » | 1 021 540 » |
| Soit, par kilomètre. . . . . . . . . . . . . . . . . . . . . | 56 520 » | |

Le capital engagé par la Compagnie est donc de. . . . . . . . . . . . . . . . 436 540 »

Le capital souscrit ayant été de. . . . . . . . . . . . . . . . . . . . . . . . 600 000 »

sous forme de 1 200 actions de 500 francs, le reliquat disponible serait de. . . . 163 460 » ;

mais il faut remarquer que la plus grande partie des dépenses était faite et payée à la fin de 1870, tandis que la rentrée des subventions a eu lieu par cinquièmes à partir de 1869 et que le dernier versement a seulement été fait à la fin de 1873 ; le reliquat ci-dessus est donc trop fort et le capital réellement engagé doit être finalement porté, en nombre rond, à. . . . . . 470 000 f. » c. si on tient compte des pertes d'intérêts sur les subventions.

**Dépenses de l'exploitation.** — Les dépenses de l'exploitation en 1872, année exceptionnelle qui a suivi la période d'interruption du service occasionnée par la guerre, ont été les suivantes :

| | | |
|---|---|---|
| 1° EXPLOITATION. — Dépenses pour les stations, personnel et mobilier. | 16 008f,88c | |
| Dépenses pour les trains, personnel et éclairage. . . . . . . . . | 2 342f,30c | |
| Indemnités pour pertes, avaries et retards. . . . . . . . . . . | 1 461f,14c | |
| Location des wagons de l'Est. . . . . . . . . . . . . . . . . | 6 464f,78c | |
| Dépenses diverses . . . . . . . . . . . . . . . . . . . . . . | 278f,59c | |
| | 26 555f,69c | 26 555f,69 |

| | | |
|---|---|---|
| 2° MATÉRIEL ET TRACTION. — Machine fixe à Avricourt. . . . . . . . | 316f,48c | |
| Chef de réserve et graisseur. . . . . . . . . . . . . . . . . | 1 301f,45c | |
| Graissage des trains. . . . . . . . . . . . . . . . . . . . . | 400f,13c | |
| Réparations du matériel. . . . . . . . . . . . . . . . . . . | 4 629f,96c | |
| Traitements et Indemnités des mécaniciens et chauffeurs. . . . | 6 416f,65c | |
| Fournitures de houille, huile, etc. . . . . . . . . . . . . . . | 13 767f,82c | |
| Dépenses diverses. . . . . . . . . . . . . . . . . . . . . . | 1 068f,00c | |
| | 27 901f,09c | 27 901f,09c |

| | | |
|---|---|---|
| 3° VOIE. — Appointements et Indemnités des ingénieurs, agents et gardes. . . . . . . . . . . . . . . . . . . . . . . . . . . | 5 265f,44c | |
| Éclairage de la voie. . . . . . . . . . . . . . . . . . . . . | 141f,25c | |
| Entretien des terrassements et ouvrages d'art. . . . . . . . . | 6 702f,04c | |
| Id. des bâtiments. . . . . . . . . . . . . . . . . . . . . | 7 637f,05c | |
| Id. du ballast, de la pose et Traitement des poseurs. . . | 14 000f,58c | |
| Id. des autres dépendances du chemin de fer. . . . . . | 1 674f,11c | |
| Dépenses diverses. . . . . . . . . . . . . . . . . . . . . . | 546f,59c | |
| | 35 967f,06c | 35 967f,06c |

| | | |
|---|---|---|
| 4° DÉPENSES DE L'ADMINISTRATION CENTRALE . . . . . . . . . . . . . . . . . . . | | 1 200f, »c |
| Total des dépenses d'exploitation en 1872. . . . . . . | | 91 623f,84c |
| Soit. . . . . . . . . . . . . . . . | | 91 600f, »c |

Le parcours total des trains ayant été de. . . . . . . . . . . . . . . . . . . . . . . . . . . . . . . . . . . .  37825$^k$

la dépense, par train kilométrique, se trouve être de. . . . . . . . . . . . . . . . .  2$^r$,42$^c$

et, par kilomètre de ligne, de. . . . . . . . . . . . . . . . . . . . . . . . . . . . . . . . . . .  5067$^r$, »$^c$

Ce chiffre est relativement un peu élevé, parce que pendant la période de non exploitation, du 10 août 1870 au 18 septembre 1871, on s'est tenu, en fait d'entretien, au strict indispensable pour que les travaux ne périclitent pas et qu'il y a eu, dès lors, de fortes dépenses à faire en 1872, notamment en ce qui concerne les terrassements et le ballast.

Pour 1873, année à peu près normale en ce qui concerne l'entretien de la voie, mais qui comprend des réparations assez coûteuses du matériel, les dépenses de l'exploitation ont été les suivantes :

1° EXPLOITATION. — Dépenses pour les stations, personnel et mobilier.  16015$^r$,39$^c$

    Dépenses pour les trains, personnel et éclairage. . . . . . . . .  2402$^r$,81$^c$

    Location des wagons de l'Est. . . . . . . . . . . . . . . . . . .  5496$^r$,88$^c$

    Dépenses diverses. . . . . . . . . . . . . . . . . . . . . . . . . .  143$^r$,55$^c$

                                                    24058$^r$,63$^c$     24058$^r$,63$^c$

2° MATÉRIEL ET TRACTION. — Machine fixe à Avricourt. . . . . . . . .  252$^r$,26$^c$

    Chef de réserve et graisseur. . . . . . . . . . . . . . . . . . .  1167$^r$,96$^c$

    Graissage des trains. . . . . . . . . . . . . . . . . . . . . . . .  373$^r$,79$^c$

    Réparations du matériel (Réparations de quelque importance aux locomotives). . . . . . . . . . . . . . . . . . . . . . .  10401$^r$,64$^c$

    Traitements et Indemnités des mécaniciens et des chauffeurs. .  6695$^r$,19$^c$

    Fournitures de houille, huile, etc. . . . . . . . . . . . . . . .  17642$^r$,50$^c$

    Location de locomotives. . . . . . . . . . . . . . . . . . . . .  1128$^r$,34$^c$

    Dépenses diverses, entretien des outils et ustensiles, etc. . . .  3175$^r$,60$^c$

                                                    40837$^r$,28$^c$     40837$^r$,28$^c$

3° VOIE. — Appointements et Indemnités des ingénieurs, agents et gardes. . . . . . . . . . . . . . . . . . . . . . . . . . . . . . .  5046$^r$,83$^c$

    Éclairage de la voie. . . . . . . . . . . . . . . . . . . . . . .  111$^t$,84$^c$

    Entretien des terrassements et ouvrages d'art. . . . . . . . . ,  2577$^r$,17$^c$

    Id.   des bâtiments. . . . . . . . . . . . . . . . . . . . .  1680$^r$,39$^c$

    Id.   du ballast, de la pose et Traitement des poseurs. . .  9914$^r$,83$^c$

    Id.   des autres dépendances du chemin de fer. . . . . . .  803$^r$,96$^c$

    Dépenses diverses. . . . . . . . . . . . . . . . . . . . . . . .  386$^r$,71$^c$

                                                    20521$^r$,73$^c$     20521$^r$,73$^c$

4° DÉPENSES DE L'ADMINISTRATION CENTRALE. . . . . . . . . . . . . . . . . .  1500$^r$, »$^c$

Total des dépenses d'exploitation en 1873. . . . . . .  86917$^r$,64$^c$

Il va sans dire que les chiffres que nous avons donnés, tant pour 1872 que pour 1873, ne s'appliquent qu'à l'entretien proprement dit et ne comprennent pas quelques dépenses extraordinaires ou d'amélioration, comme l'achat de deux nouvelles voitures de voyageurs, l'établissement d'une deuxième grue de chargement à Cirey, l'allongement du quai aux bois de cette gare et la confection des plans et procès-verbaux de bornage.

Le parcours total des trains, en 1873, ayant été de. . . . . . . . . . . . . . . . . . .  37485$^k$

la dépense, par train kilométrique, se trouve être de. . . . . . . . . . . . . . . . .  2$^r$,32$^c$

et, par kilomètre de ligne, de. . . . . . . . . . . . . . . . . . . . . . . . . . . . . . . . .  4809$^r$, »$^c$

Ces résultats, déjà très-satisfaisants, seraient certainement plus marqués si la Compagnie avait pu adopter quatre trains par jour dans chaque sens au lieu de trois.

**Recettes.** — Les prévisions de l'avant-projet donnaient, pour les recettes, les moyennes journalières suivantes :

Grande vitesse. . . . . . . . . . . . . . . . . . 83 f. 68 c.⎫
Petite vitesse. . . . . . . . . . . . . . . . . . 251 54 ⎭ 335 f. 22 c.

Soit encore les moyennes kilométriques annuelles ci-après :

Grande vitesse (G. V.). . . . . . . . . . . . . . 1 690 f. » c.⎫
Petite vitesse (P. V.). . . . . . . . . . . . . . 5 079 » ⎭ 6 769 f. » c.

Les recettes réalisées pendant l'année 1872, impôts déduits, ont été :

G. V. . . . . . . . . . . . . . . . . . . . . . . 38 413 f. 40 c.⎫
P. V. . . . . . . . . . . . . . . . . . . . . . . 91 333 94 ⎭ 129 747 f. 34 c.

Soit, par jour :

G. V. . . . . . . . . . . . . . . . . . . . . . . 105 f. 24 c.⎫
P. V. . . . . . . . . . . . . . . . . . . . . . . 250 25 ⎭ 355 f. 49 c.

Soit, par kilomètre et par an :

G. V. . . . . . . . . . . . . . . . . . . . . . . 2 125 f. » c.⎫
P. V. . . . . . . . . . . . . . . . . . . . . . . 5 053 » ⎭ 7 178 f. » c.

ou 6 p. % de plus que les prévisions.

Les recettes réalisées pendant l'année 1873, impôts déduits, ont été :

G. V. . . . . . . . . . . . . . . . . . . . . . . 39 139 f. 06 c.⎫
P. V. . . . . . . . . . . . . . . . . . . . . . . 100 717 13 ⎭ 139 856 f. 19 c.

Soit, par jour :

G. V. . . . . . . . . . . . . . . . . . . . . . . 107 f. 25 c.⎫
P. V. . . . . . . . . . . . . . . . . . . . . . . 275 94 ⎭ 383 f. 19 c.

Soit, par kilomètre et par an :

G. V. . . . . . . . . . . . . . . . . . . . . . . 2 165 f. » c.⎫
P. V. . . . . . . . . . . . . . . . . . . . . . . 5 572 » ⎭ 7 737 f. » c.

ou 8 p. % de plus qu'en 1872,

et 14 p. % de plus que les prévisions.

Ces résultats sont d'autant plus satisfaisants que la mutilation du département de la Meurthe a eu pour effet de mettre dans la région annexée la gare d'eau de Moussey, sur le canal de la Marne au Rhin, point d'embarquement des bois; de détacher de Sarrebourg, leur ancien chef-lieu d'arrondissement, plusieurs des communes desservies par la ligne de Cirey; d'imposer enfin au transport des voyageurs et des marchandises les formalités douanières, et a ainsi exercé sur le trafic de cette ligne une fâcheuse influence.

Nous avons vu ci-dessus qu'en 1873 la dépense de l'exploitation du chemin de fer de Cirey s'est élevée à . . . . . . . . . . . . . . . . . . . . . . . . . . . . . . . . . . . . . . . . . . 87 000 f. » c.

en nombre rond : sans doute il y aura des années où cette dépense sera dépassée, à cause surtout du renouvellement périodique du matériel de la voie; mais il faut compter, d'un autre côté, sur le développement successif du trafic, développement heureusement annoncé par l'augmentation des recettes de 1872 à 1873. Quoi qu'il en soit, les recettes de 1873, ayant été de. . . 140 000 f. » c.

en nombre rond, ont excédé les dépenses de. . . . . . . . . . . . . . . . . . . . . . . . . 53 000 »

et le capital engagé étant de 470 000 francs, le revenu ressortirait à . . . . . . . . . . 11,2 p. %.

Mais la Compagnie ne distribuera pas à ses actionnaires un dividende aussi élevé; elle se propose notamment, en ce qui concerne 1873, de fixer à 15 000 francs le montant de la réserve extra-statutaire, dans le but de préparer un fonds pour le renouvellement de la voie et du matériel roulant. La dépense annuelle que nécessitera ce double renouvellement, lorsque la période en commencera, peut être évaluée ainsi qu'il suit :

Renouvellement de la voie à raison de 0f,25 par kilomètre et par train........ 9500 f. » c.

Renouvellement du matériel roulant à 8 p. %, sur 74307 francs, ci........ 5945 »

Total............... 15445 »

La réserve, sagement prévue, est donc suffisante.

Les chiffres qui précèdent permettent de concevoir les meilleures espérances sur l'avenir financier de la ligne de Cirey.

**Conclusion.** — Il nous reste à tirer quelques conclusions des faits d'expériences que nous avons exposés dans ce mémoire.

L'heureux résultat qui a été atteint sur le chemin de fer d'Avricourt à Blâmont et à Cirey doit être attribué :

1º Au concours sérieux du département, des communes et des autres intéressés, qui ont pu, avec l'aide de l'État, offrir une subvention d'environ 57000 francs par kilomètre ;

2º A l'économie apportée dans la concession et dans l'exécution du projet, par l'adoption franche de courbes et de pentes, jugées d'abord excessives, épousant pour ainsi dire les inégalités d'un terrain difficile et accidenté sur beaucoup de points ;

3º A l'esprit d'économie minutieuse et au désintéressement qui ont servi de règle de conduite à un Conseil d'administration composé de personnes appartenant à la région traversée ;

4º A un système d'exploitation simple et économique comportant l'emploi de machines légères appropriées à un trafic médiocre ;

5º A l'application de tarifs élevés

De bons esprits ont essayé de discréditer l'établissement et l'extension du réseau des chemins de fer d'intérêt local, en montrant, par des exemples empruntés aux grandes compagnies, que l'exploitation des petits embranchements est à peu près partout en déficit : les recettes brutes ne couvrent pas les frais annuels. L'un de nous a déjà, dans une publication antérieure (1), réfuté ce raisonnement qui pèche par la base. La recette effectuée sur ces embranchements par les grandes compagnies, résulte de l'application aux marchandises de petite vitesse des tarifs réduits des grandes lignes. Si, au contraire, on adopte des tarifs élevés, qui laissent encore aux commerçants et aux industriels un large bénéfice, par rapport aux transports par voie de terre, on accroît le montant des recettes et on modifie complétement le résultat financier de l'entreprise. La ligne d'Avricourt à Cirey en est un exemple frappant.

Les chemins de fer d'intérêt local, nous parlons de ceux qui ont vraiment ce caractère, et non de ceux qui veulent surtout tirer leur recette du détournement du trafic des lignes existantes, ont besoin de subventions sérieuses. Le département de la Meurthe, pour son premier réseau de 112 kilomètres, et depuis, le département de Meurthe-et-Moselle, pour le second réseau de 50 kilomètres qu'il a concédé, ont alloué des subventions qui, en y comprenant le concours des communes, des particuliers et de l'État, ont atteint 48900 francs à 61833 francs par kilomètre pour le premier réseau, et 38927 francs à 54658 francs pour le second. Cette intervention se justifie par les considérations suivantes que l'un de nous émettait en septembre 1871 (2), au moment où, malgré les désastres de la guerre, il proposait au département de Meurthe-et-Moselle, nouvellement constitué, de suivre l'exemple que le département de la Meurthe lui avait donné en 1868 :

---

(1) *Exposé de la marche administrative suivie pour l'organisation des chemins de fer d'intérêt local dans le département de la Meurthe,* par H. Varroy. Imprimerie Berger-Levrault. Éditeur Dunod. Page 93.

(2) *État de la question de voies de communication dans l'ancien département de la Meurthe et Examen de la possibilité d'étendre le réseau des chemins de fer d'intérêt local dans le nouveau département de Meurthe-et-Moselle,* par H. Varroy. Nancy. Septembre 1871.

« L'utilité d'un chemin de fer est évidemment une fonction de la recette brute; on comprend
» aisément que plus la recette brute s'élève, plus son utilité est grande, puisqu'il y circule une
» quantité d'autant plus grande de voyageurs et de marchandises; mais ce que l'on saisit moins
» facilement, c'est le rapport qui peut exister entre l'utilité *absolue* d'un chemin de fer et la
» recette brute. Il s'en faut de beaucoup que la recette brute ou la recette nette donne la mesure
» exacte de l'utilité absolue d'un chemin de fer. L'utilité d'un chemin de fer, ou, autrement dit,
» le bénéfice qui en résulte au point de vue de la richesse publique, comprend deux éléments
» bien distincts :

» 1° Le bénéfice réalisé par la Compagnie concessionnaire : ce bénéfice est égal à la recette
» nette, c'est-à-dire à la recette brute diminuée des frais d'exploitation; cette recette nette sert
» à couvrir l'intérêt et le dividende des capitaux de spéculation engagés dans l'affaire, généralement
» sous forme d'actions et d'obligations;

» 2° Le bénéfice retiré par le public qui fait usage du chemin de fer, c'est-à-dire qui lui fournit
» la matière du trafic, soit en voyageurs, soit en marchandises.

» Le total de ces deux éléments donne la mesure de l'utilité du chemin de fer. . . . . .

» D'une manière générale, et en recourant à des calculs très-élémentaires, dont je n'ai pas à
» donner ici le détail, et qui ne sont que l'application de la méthode fort rationnelle indiquée
» par un économiste distingué, M. l'inspecteur général des ponts et chaussées Dupuit, dans le
» but de se rendre compte de l'utilité des travaux publics, on arrive à trouver qu'avec les tarifs
» généralement en usage sur les chemins de fer français, *l'utilité totale* d'un chemin de fer,
» exprimée en francs, ne peut pas être évaluée, par kilomètre et par an, à moins du double de
» la recette kilométrique brute (1).

» Un chemin de fer dont la recette brute est de 20000 francs, présente une utilité d'au moins
» 40000 francs par kilomètre. Si donc il coûte 200000 francs par kilomètre, il sera amorti en
» six années au plus; s'il ne coûte que 150000 francs, il sera amorti en un peu plus de quatre ans.

» Un chemin de fer dont la recette brute sera de 12000 francs, aura une utilité de 24000 francs
» par kilomètre. S'il coûte 120000 francs par kilomètre, il sera amorti en six années environ; s'il
» ne coûte que 80000 francs, quatre années suffiront pour en amortir la dépense.

» Il est donc exact de dire que, par *l'utilité absolue* que la société peut en retirer, c'est-à-dire
» par l'accroissement de la richesse publique, un chemin de fer, même secondaire, est, en France,
» promptement amorti. Ce résultat n'a rien de surprenant, quand on se rappelle que la France
» occupe, parmi les États de l'Europe, à peu près le premier rang au point de vue de la recette
» brute; c'est un indice certain que les mailles de son réseau sont loin d'être assez serrées ; on
» est donc encore éloigné du moment où la multiplication des chemins de fer serait une
» superfétation, et par conséquent une opération improductive ou même médiocrement utile. »

L'utilité que la région intéressée retire de l'établissement d'un chemin de fer nouveau, et la
proportion dans laquelle s'y accroît la richesse de tous, sont généralement bien supérieures au
profit que la Compagnie d'exploitation peut en espérer. Le principe de la subvention est donc
juste, dès que la recette nette ne peut rémunérer suffisamment les capitaux engagés dans
l'entreprise par la spéculation. Il est clair que pour les chemins de fer d'intérêt local, dans le
sens vrai du mot, il sera bien rare que l'on puisse éviter de les subventionner. En les
subventionnant, on fera souvent un bon placement des deniers publics.

Il ne nous appartient pas de parler de la part que nous avons prise à la construction du chemin
de fer d'Avricourt à Blâmont et à Cirey. Nous ne pouvons toutefois nous abstenir de faire
remarquer que l'application qui y a été faite des méthodes minutieuses et sévères en usage dans
le corps des ponts et chaussées, n'ont nui ni à l'économie dans les dépenses, ni à la promptitude
dans l'exécution.

---

(1) « Cette règle n'est évidemment exacte qu'autant que le trafic du nouveau chemin de fer n'est pas une simple
» dérivation du trafic d'un chemin déjà en exploitation, desservant des intérêts identiques. Elle n'est applicable qu'autant
» que le nouveau chemin de fer ne doit pas amener un affaissement sérieux des recettes du réseau préexistant. »

L'exemple de ce modeste chemin de fer n'est pas fait pour décourager ceux de nos camarades qui cherchent à provoquer dans leurs départements une application sincère de la loi du 12 juillet 1865. Nous pourrions ajouter que la même conclusion pourrait être tirée de l'histoire des autres lignes décrétées en 1868 dans le département de la Meurthe; elles sont toutes aujourd'hui ouvertes à l'exploitation; mais hélas! elles sont en partie devenues la proie de l'Allemagne. Elles se sont du reste écartées du programme primitif restreint qui avait présidé à leur conception; elles ressemblent beaucoup aux lignes secondaires des grandes compagnies, et leur exploitation donne des résultats qui dépassent les espérances prèmières. Une seule, coupée en deux parties par la frontière nouvelle et par une ligne de douane, est frappée dans sa prospérité par cette mutilation. Nous souhaitons qu'un jour l'ingénieur habile, qui a construit ces lignes dont nous n'avions que le contrôle, en donne la description et en publie le compte rendu statistique. Nous pouvons, dès à présent, dire sans présomption que les conditions d'établissement n'ont pas démenti les évaluations que l'un de nous en a données dans l'exposé que nous avons déjà rappelé plus haut.

www.ingramcontent.com/pod-product-compliance
Lightning Source LLC
Chambersburg PA
CBHW070903210326
41521CB00010B/2032